COAGULATION

DES

LIQUIDES ORGANIQUES

ARTHUS

BIBLIOTHÈQUE DE CHIMIE PRATIQUE

PUBLIÉE SOUS LA DIRECTION

DE MM.

G. DAREMBERG

Correspondant de l'Académie
de Médecine

CH. GIRARD

Chef
du Laboratoire Municipal

EN PRÉPARATION

A. Martha. — Les Intoxications alimentaires.

Victor Génin. — Applications de la micrographie a l'analyse chimique.

Granger. — Guide du Photographe amateur.

Marès. — Conservation des Fourrures.

Le Hello. — Le Pur Sang.

E. Auscher. — Les Céramiques cuisant a haute température.

E. Gérard. — Huiles et Graisses comestibles. 2 vol.

F. Mourot. — La Chimie et la Pharmacie.

E. Bourquelot. — Les Ferments solides.

Calixte Pagès. — Hygiène des femelles laitières.

G. Meillère. — Analyse chimique de l'eau.

Petit. — Sucres et Dextrines.

COAGULATION

DES

LIQUIDES ORGANIQUES

SANG, LYMPHE, TRANSSUDATS, LAIT

PAR

MAURICE ARTHUS

Docteur ès sciences,
Préparateur de Physiologie à la Sorbonne.

PARIS

RUEFF ET Cⁱᵉ, ÉDITEURS

106, BOULEVARD SAINT-GERMAIN, 106

—

1894

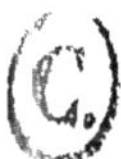

AVANT-PROPOS

Lorsqu'on étudie les substances albuminoïdes,
on réunit souvent sous le nom de phénomènes
de coagulation trois groupes de phénomènes
essentiellement différents, et qu'il conviendrait
de distinguer sous les noms de précipitation, de
coagulation, et de coagulation par fermentation.

Lorsqu'on ajoute à une solution aqueuse
d'ovalbumine une quantité convenable de sulfate
d'ammoniaque, on détermine l'apparition de
flocons albuminoïdes dans la solution. Ces flocons, séparés par filtration de la liqueur, peuvent être redissous dans l'eau ; la solution ainsi
obtenue, débarrassée par dialyse du sulfate
d'ammoniaque qu'elle renferme, a toutes les
propriétés de la solution d'origine : non-précipitation par l'acide acétique, non-précipitation par
la dilution et le gaz carbonique, non-précipitation par le sulfate de magnésie, précipitation par

le sulfate d'ammoniaque dissous à saturation, formation de flocons sous l'influence de la chaleur. On doit dire que le sulfate d'ammoniaque précipite l'ovalbumine de ses solutions, parce que l'ovalbumine ainsi préparée conserve ses solubilités et propriétés naturelles.

Si on chauffe à 80° cette même solution aqueuse d'ovalbumine, on voit apparaître un trouble puis des flocons de nature albuminoïde. Séparés du liquide dans lequel ils ont pris naissance, ces flocons ne peuvent plus être dissous dans l'eau. On dit que la chaleur coagule l'ovalbumine parce que l'ovalbumine soumise à l'action de la chaleur perd ses solubilités et propriétés naturelles.

Lorsqu'on ajoute à froid à une solution d'ovalbumine de l'alcool en quantité convenable, on voit apparaître des flocons albumineux. Ces flocons, séparés par filtration du liquide dans lequel ils se sont formés, sont solubles dans l'eau, et la solution obtenue possède toutes les propriétés des solutions ordinaires d'ovalbumine. L'alcool a donc précipité l'ovalbumine de sa solution. — Si on conserve en présence d'alcool pendant plusieurs jours ou au besoin pendant plusieurs semaines l'ovalbumine précipitée par l'alcool, elle devient absolument insoluble dans l'eau.

L'alcool, par son contact prolongé avec l'ovalbumine précipitée, l'a transformée en une modification insoluble, il l'a coagulée.

Le mot coagulation s'emploie encore pour désigner des phénomènes tels que la coagulation spontanée du sang et la coagulation du lait par la présure, dans lesquels une substance albuminoïde soluble donne sous l'influence d'un ferment chimique, d'une enzyme, une substance albuminoïde insoluble dans les liquides où s'accomplit la fermentation. Il faut séparer nettement ces phénomènes des phénomènes de coagulation vraie, car la fibrine et le caséum qui résultent de ces actions fermentatives ne sont pas insolubles dans les solutions salines comme les substances albuminoïdes coagulées. Il faut également séparer ces phénomènes des phénomènes de précipitation, car la fibrine et le caséum n'ont pas les mêmes propriétés que leurs générateurs le fibrinogène et la caséine. Il faut donner à ces phénomènes le nom de coagulation par ferment soluble, ou si l'on veut d'enzymocoagulation.

Ce sont ces phénomènes de coagulation par ferment soluble et ces phénomènes seuls qui seront étudiés dans cet ouvrage.

COAGULATION

DES

LIQUIDES ORGANIQUES

PREMIÈRE PARTIE

COAGULATION DU SANG, DE LA LYMPHE ET DES TRANSSUDATS

CHAPITRE PREMIER

CONSTITUTION PHYSIQUE ET CHIMIQUE DU SANG, DE LA LYMPHE, DES TRANSSUDATS.

Examiné au microscope, le sang se montre constitué par un liquide incolore, le plasma sanguin, tenant en suspension de très nombreux éléments figurés. « Si nous plaçons sous le microscope, dit M. Ranvier, une préparation de sang d'homme, nous verrons, en la regardant avec un grossissement de 500 à 600 diamètres, qu'elle est remplie d'éléments

figurés si nombreux que les espaces intermédiaires
sont eux-mêmes microscopiques. Ces espaces, plus
ou moins grands suivant la disposition que prennent
les éléments, paraissent incolores. Parmi les éléments figurés, les uns, les plus nombreux dans le
sang normal, sont colorés en jaune pâle, ce sont
les globules rouges ; les autres, incolores, diffèrent
beaucoup plus entre eux, soit par leurs dimensions,
soit par leur aspect : il y en a qui ressemblent aux
cellules lymphatiques, les globules blancs ; d'autres,
beaucoup plus petits, de différentes espèces et de
formes variées, sont des granulations sphériques
ou de petits fragments anguleux : les granulations
libres…(RANVIER, *Traité technique d'histologie*, p. 182.)

Cet examen microscopique peut être fait également sur le sang circulant chez l'animal vivant. En
étalant sur le porte-objet du microscope une membrane animale mince, la langue, la membrane inter-
digitale, le poumon de la grenouille, le mésentère
du lapin, etc., on peut reconnaître, circulant dans
les artérioles, dans les veinules et dans les capillaires de la préparation les trois sortes d'éléments
figurés, les globules rouges, les globules blancs et
les granulations libres ou plaquettes hématiques.
Ces derniers éléments ont été considérés par plusieurs auteurs comme des éléments anormaux du
sang : Löwit prétend que ce sont des débris, des
fragments de globules blancs : ils seraient d'autant
plus abondants que le sang est plus altéré. L'extrac-
tion du sang, la mise à nu du mésentère suffiraient,
d'après Löwit pour altérer notablement le sang et y
faire apparaître ces granulations. Leur présence

dans les préparations de membranes minces serait dès lors insuffisante pour démontrer que ce sont des éléments contenus normalement dans le sang.

Nous admettrons cependant, contrairement à Löwit, que les plaquettes hématiques sont des éléments normaux du sang normal, parce que, si l'on examine au microscope, comme l'a fait Laker, la membrane de l'aile de la chauve-souris, on observe ces éléments circulant dans ses vaisseaux.

Une étude plus détaillée des éléments figurés du sang ne saurait trouver ici sa place : il nous suffira d'avoir rappelé leur existence sans nous attarder à décrire leur forme, leurs dimensions, leur constitution, etc.

Le liquide clair dans lequel flottent les globules sanguins, le plasma sanguin, est incolore chez l'homme, chez le chien, etc., mais est assez fortement coloré en jaune chez le cheval. C'est un liquide un peu filant et visqueux, tenant en dissolution des substances albuminoïdes abondantes, des sels, du sucre, des matières extractives, etc.

Les substances albuminoïdes du plasma seront ultérieurement étudiées avec soin : elles appartiennent aux deux groupes des albumines et des globulines. On sait que les albumines et les globulines sont des substances coagulables par la chaleur, formant deux groupes naturels caractérisés par les propriétés suivantes : les albumines sont solubles dans l'eau distillée et dans les solutions salines neutres; leurs solutions ne sont précipitées ni par la dialyse, ni par la dilution, ni par le chlorure de sodium ou le sulfate de magnésie dissous à saturation. Les globulines sont insolubles dans l'eau, solubles dans les solutions salines étendues ; elles sont précipitées de leurs solutions par la dialyse, par la dilution, par le chlorure de sodium ou le sulfate de magnésie dissous à saturation. Le plasma renferme une albumine : la sérumalbumine, et deux globulines la sérumglobuline (ou paraglobuline, ou substance fibrinoplastique) et la substance fibrinogène. Parmi les autres substances dissoutes dans le plasma sanguin, nous signalerons simplement la présence de sels de chaux dont le rôle dans les phénomènes de coagulation du sang sera démontré dans le cours de cette étude.

La lymphe peut être considérée comme du sang privé de globules rouges : elle est constituée par un plasma incolore dans lequel sont suspendus des globules blancs, semblables à ceux du sang, et de fines granulations graisseuses. Le plasma de la lymphe contient comme le plasma sanguin à l'état de dissolution, des substances albuminoïdes, des sels, du sucre, des matières extractives, des gaz.

Le chyle, ou lymphe intestinale, ne diffère de la lymphe que par sa teneur très considérable en matières grasses pendant la durée de la digestion.

A côté de la lymphe viennent prendre place les liquides de transsudats normaux ou pathologiques, le liquide d'ascite, le liquide d'hydrocèle, les transsudats péricardique et péritonéal, etc. Ils sont essentiellement constitués par un liquide généralement transparent, incolore ou légèrement teinté en jaune citrin, contenant les matériaux du plasma sanguin.

CHAPITRE II

COAGULATION DU SANG

« La densité des globules sanguins ne diffère que peu de celle du liquide dans lequel ils sont plongés, et, lorsque le sang de l'homme, d'un mammifère, d'un oiseau ou de tout autre vertébré est dans son état normal, ces corpuscules y nagent librement; ils lui donnent de l'opacité, mais ils n'en diminuent que peu la fluidité.

« Lorsque le sang est sorti du corps vivant et abandonné à lui-même, il n'en est plus ainsi. On le voit alors se figer en quelque sorte et se prendre en une masse gélatineuse qui peu à peu se contracte et laisse suinter de sa substance un liquide jaunâtre.

« Par suite de cette coagulation spontanée, le sang de tous ces animaux se sépare donc en deux parties : l'une solide, opaque, rouge et d'une consistance gélatineuse, occupe le milieu du vase; l'autre, fluide, transparente et presque incolore ou légèrement teintée en jaune, surnage en plus ou moins grande abondance. Le premier de ces produits se nomme le caillot ou cruor du sang, le second est appelé le sérum.

« Ce phénomène a été connu de tout temps, même par le vulgaire. Mais les physiologistes de l'antiquité et du moyen âge ne savaient, au sujet de cette coagulation spontanée, que le peu que je viens d'en dire ; et ici encore c'est à Malpighi que l'on doit les premières expériences instructives. Par le lavage, ce physiologiste dépouilla le caillot de la matière rouge du sang, et il reconnut que la trame en est formée par une substance fibreuse blanchâtre... Guglielmini fit un pas de plus, car, en examinant le caillot au microscope il y reconnut la présence des globules rouges du sang mêlés aux filaments blanchâtres précédemment observés par Malpighi et les autres physiologistes de la fin du xvii° siècle. Enfin Ruysch... compléta les découvertes dont il vient d'être question en séparant du sang encore fluide la matière blanche et fibrineuse qui était destinée à former le caillot, et en empêchant ainsi le sang de coaguler. Il y parvint en battant ce liquide avec des baguettes dès sa sortie du corps de l'animal vivant, procédé qui se pratique aujourd'hui dans tous les abattoirs lorsqu'on veut conserver au sang toute sa fluidité afin de l'utiliser dans certaines opérations industrielles. De petits filaments blanchâtres et élastiques s'attachent alors aux baguettes avec lesquelles on pratique le battage, et en comparant ces filaments avec ceux que l'on obtient en lavant le caillot, Ruysch les trouva de même nature.

« Ainsi il fut dès lors bien établi que la propriété
de se coaguler spontanément dont jouit le sang est
due à la présence d'une matière particulière qui,
en se condensant, prend la forme de filaments.
Dans les ouvrages des anciens physiologistes, elle
est ordinairement désignée sous le nom de matière
fibreuse. D'autres écrivains l'ont appelée tantôt
gluten du sang, tantôt lymphe coagulable; enfin
Fourcroy, au commencement du siècle actuel, lui
donna le nom de fibrine sous lequel elle est généralement connue de nos jours...

« Au moment où la coagulation spontanée du
sang s'effectue, le caillot et le sérum ne forment
qu'une seule masse gélatineuse; mais la fibrine qui
constitue la trame de ce caillot est une substance
très élastique, qui tend à revenir sur elle-même, et,
en se resserrant, elle chasse peu à peu la majeure
partie du sérum emprisonné dans ses mailles. Le
caillot acquiert ainsi plus de consistance et nage
dans le sérum, mais il n'expulse jamais la totalité
de ce liquide...

« Les médecins avaient remarqué que dans les
maladies inflammatoires et dans quelques autres
cas pathologiques, la masse gélatineuse formée
par la coagulation du sang n'a pas le même aspect
dans toute son épaisseur : que dans sa partie inférieure elle est rouge comme d'ordinaire ; mais que,
vers le haut, elle est formée par une matière blanchâtre, à laquelle ils donnèrent le nom de couenne...
La couenne n'est que la portion du caillot qui ne
renferme pas de globules rouges, et par sa nature,
elle ne diffère pas notablement de la fibrine qui,

dans les couches inférieures du même caillot, a englobé les globules dans sa substance au moment de sa solidification. Aussi la présence ou l'absence de cette matière blanchâtre à la surface supérieure du caillot et son épaisseur plus ou moins considérable dépendent-elles principalement soit de la lenteur ou de la rapidité avec laquelle la fibrine se prend en gelée, soit du degré de promptitude avec lequel les globules cessent de rester en équilibre dans le plasma et tendent à se déposer au fond du vase où le sang a été recueilli. Chez quelques animaux dont le sang ne se coagule que lentement (le cheval, par exemple), il se forme presque toujours une couche épaisse de couenne ; tandis que chez ceux dont le sang se prend en masse très vite (comme cela s'observe chez les oiseaux), l'existence d'une portion incolore du caillot n'a pas été observée. » (MILNE EDWARDS, *Leçons sur la physiologie et l'anatomie comparée de l'homme et des animaux*, t. I, p. 114.)

L'examen microscopique du sang dans les vaisseaux ou hors des vaisseaux aussitôt après la prise ne permet pas d'y reconnaître la présence de filaments fibrineux. La fibrine, au moins, sous sa forme solide filamenteuse, ne préexiste donc pas dans le sang. On peut assister à sa formation en étalant sur une lamelle une couche mince de sang et en examinant au microscope la préparation. M. Ranvier a décrit avec soin cette production de fibrine sous le microscope.

« Une préparation de sang, soit de mammifère, soit d'amphibie, présente au bout de quelques minutes, outre les éléments figurés, globules rouges, globules blancs et granulations libres, des filaments s'étendant en divers sens et qui ne sont autres que la fibrine... Pour observer le réticulum fibrineux dans le sang de l'homme, nous avons employé le procédé suivant. Après avoir fait une préparation de sang un peu épaisse et bordée à la parafine, nous l'avons abandonnée à elle-même pendant plusieurs heures ; puis, après avoir gratté la paraffine et enlevé la lamelle, nous avons lavé à plusieurs reprises la couche de sang coagulé en l'arrosant avec une pipette remplie d'eau distillée, jusqu'à ce que la lame ne présentât plus de coloration du tout; puis nous avons replacé sur cette lame une nouvelle lamelle. En examinant cette préparation à un grossissement de 400 à 500 diamètres, le réticulum fibrineux apparaît d'une façon nette avec une disposition fort intéressante. D'une granulation anguleuse ayant 1 à 5 millièmes de millimètre de diamètre partent en divergeant des fibrilles d'une grande minceur qui se divisent et se réunissent de nouveau entre elles pour former un réseau délicat. La préparation est couverte de ces petits réseaux qui ont chacun une granulation centrale et sont unis les uns aux autres par des fibrilles communes...

« Les granulations qui servent de centre à chaque petit réticulum fibrineux ont les mêmes propriétés micro-chimiques que les fibrilles ; elles ne sont ni gonflées, ni amoindries par l'eau ; ce réactif n'y détermine pas de vacuoles. Elles ne sont donc pas formées par des débris de globules rouges ou blancs. Jamais du reste on ne voit ni un globule blanc, ni un globule rouge servir de point de départ à un

1.

réticulum. Les globules blancs qui restent dans la préparation après le traitement par l'eau demeurent isolés, sphériques et facilement reconnaissables à leur réfringence ; jamais il n'en part un prolongement fibrineux. D'autre part il n'y a jamais de réticulum formé autour d'une vacuole arrondie, ce qui serait le cas s'il s'était développé un réseau autour d'un globule rouge qui aurait ensuite été enlevé ou dissous par le lavage. Ces granulations sont colorées par l'iode et le rouge d'aniline, de même que les fibrilles qui s'en détachent, et leur coloration paraît même plus intense parce qu'elles sont plus épaisses que les fibrilles.

« Pour bien apprécier leur nature, il convient de les étudier au moment de la formation de la fibrine, ce que l'on peut faire sur une préparation ordinaire de sang humain. Dès qu'une préparation de sang est placée sous le microscope (et il ne s'écoule que quelques secondes si l'on a pris soin, avant de faire la piqûre, de préparer la lame et la lamelle), il s'y présente, entre les globules, des granulations irrégulières ayant environ 1 millième de millimètre de diamètre. Ces granulations sont plus faciles à reconnaître au moment où les globules rouges forment des piles entre lesquelles existent des espaces clairs ; c'est dans ces espaces qu'elles se montrent avec netteté. En poursuivant alors l'observation, on voit ces granulations grossir progressivement, devenir anguleuses ; de leurs bords partent de petits prolongements qui sont les premières travées du réticulum fibrineux. Ce réticulum se complète ensuite peu à peu. » (RANVIER, *Traité technique d'histologie*, p. 214.)

Telles sont les principales notions relatives à la coagulation du sang qu'il importait de rappeler avant d'aborder l'étude chimique du phénomène. Il convient en outre de faire remarquer que l'étude de la coagulation du sang a été dans ces dernières années singulièrement obscurcie et compliquée par différents auteurs. On a en effet rangé dans un même groupe de phénomènes des faits essentiellement différents, correspondant à des causes et à des mécanismes essentiellement dissemblables. On a voulu voir dans les phénomènes de coagulation intravasculaire et dans les phénomènes de coagulation extravasculaire les manifestations d'un même processus physiologique et chimique. Grützner attaque avec raison cette manière de voir. « L'étude de la coagulation du sang, dit-il, a provoqué des discussions, des contradictions, parce que les différents auteurs n'ont pas toujours étudié et décrit un seul et même phénomène. Cicéron disait avec raison que, lorsqu'on veut discuter, il faut d'abord définir nettement le sujet de la discussion. Or le sang peut coaguler de différentes manières : les discussions des auteurs tiennent à ce que les uns ont étudié un mode de coagulation, les autres un mode différent. Ainsi, pour n'en citer qu'un exemple, la coagulation intravasculaire du sang, consécutive à une altération de la paroi interne des vaisseaux, ne saurait en aucune façon être considérée comme identique à la coagulation extra-vasculaire du même sang s'accomplissant au contact d'une paroi de verre. La coagulation intravasculaire, la thrombose, provient, comme l'ont démontré Eberth et

Schimmelbusch, de l'agglutination des plaquettes hématiques du sang (et non des globules blancs, comme l'avait supposé Zahn), sous l'influence d'une lésion vasculaire et d'un ralentissement de la circulation. Il n'y a donc pas coagulation, mais bien conglutination, suivant l'expression d'Eberth et Schimmelbusch. Sans doute ces thrombus formés de plaquettes hématiques peuvent contenir des globules rouges retenus entre eux, et même de la fibrine se formant au contact de ces éléments plus ou moins altérés ; il n'en est pas moins vrai que le thrombus par son origine, son mode de formation, sa sctruture n'est pas un véritable caillot.»(GRÜTZNER, *Einige neuere Arbeiten betreffend die Gerinnung des Blutes. Deutsche med. Wochenschrift*, 1892.)

Pour éviter ces regrettables confusions bien mises en évidence par Grützner, et pour rendre aussi claire que possible cette étude de la coagulation du sang, nous nous limiterons strictement à l'étude de la coagulation extravasculaire. Une revue même sommaire des très nombreuses recherches sur la coagulation intravasculaire nous semblerait destinée plutôt à obscurcir qu'à éclairer une question qui est trop souvent compliquée comme à plaisir par un trop grand nombre de physiologistes.

CHAPITRE III

POURQUOI LE SANG COAGULE-T-IL
HORS DES VAISSEAUX ?

Pourquoi le sang, liquide dans le cœur et dans
les vaisseaux de l'animal vivant se transforme-t-il
en gelée quand il en est extrait? Aristote, Hippocrate,
Galien supposaient que le sang coagule parce qu'il
se refroidit; Vieussens, Boerhaave, parce qu'il est
au repos; d'autres, parce qu'il est en contact avec
l'air atmosphérique. Un physiologiste anglais,
Hewson, démontra expérimentalement la fausseté
des deux premières hypothèses et se rattacha à la
troisième.

Le sang reçu dans un bassin, dit-il, et maintenu
au repos à la température de l'atmosphère, ne tarde
pas à coaguler. Ce sang est alors exposé à l'air, refroidi, en repos : dans l'organisme il est soustrait à
l'action de l'air, il est chaud, il est en mouvement.
Quelle est celle de ces circonstances qui détermine
la coagulation ?

Hewson met à nu la jugulaire d'un chien vivant, pose sur elle deux ligatures, de façon à maintenir entre elles le sang au repos ; il recouvre ensuite la veine avec la peau pour empêcher le refroidissement et abandonne la préparation à elle-même pendant quelque temps. Après 10 minutes le sang en repos est encore fluide ; dans certains cas même le sang reste fluide pendant plus de 3 heures. Retiré de la veine à un moment quelconque après la ligature, ce sang coagule en 7 minutes. Le repos seul n'est donc pas une condition suffisante de la coagulation du sang.

Hewson tue un lapin, pose deux ligatures sur la jugulaire enlève le tronçon compris entre les deux ligatures et le plonge dans un mélange réfrigérant de neige et de sel ammoniac. Lorsque le sang contenu dans le tronçon veineux est gelé, il plonge ce tronçon dans l'eau tiède et constate que le sang reprend son état fluide primitif. Ce sang retiré de la veine coagule comme le sang ordinaire. Le refroidissement du sang n'est donc pas une condition suffisante de sa coagulation.

Hewson crut démontrer que le contact de l'air est la véritable cause de la coagulation du sang. Ayant mis à nu la jugulaire d'un lapin vivant, il pose sur cette veine trois ligatures de façon à limiter deux tronçons veineux ; il ouvre l'un de ces tronçons et fait écouler le sang, le remplace par de l'air, ferme par une ligature la plaie veineuse, et supprime la ligature intermédiaire de façon à mettre en contact le sang du second tronçon et l'air introduit dans la veine. Un quart d'heure après, le sang est coagulé dans la veine. Ce serait donc, d'après Hewson, le contact de l'air qui déterminerait la coagulation du sang (*Hewson's experimental inquiry into the properties of the blood 1774*).

Un autre médecin anglais, Hunter, reprend la même question et démontre que la conclusion de Hewson ne doit pas être acceptée. Il prouve de nouveau par quelques expériences intéressantes que ni le froid ni le repos ne suffisent à expliquer la coagulation du sang.

« On a assigné à la coagulation, dit-il, plusieurs causes qui me paraissent peu vraisemblables. Il arrive souvent que lorsqu'il s'opère dans la matière des changements dont les causes immédiates sont inconnues, l'esprit les rapporte à quelques circonstances qui les accompagnent, bien que peut-être ces circonstances n'aient aucune influence sur leur production et qu'elles soient purement concomitantes.

« Les premières observations qu'on a faites sur le sang ont été faites très probablement sur celui des animaux les plus parfaits, dont la température est communément plus élevée que celle de l'atmosphère. On observa que ce sang hors de ses vaisseaux se coagulait en se refroidissant : il était donc naturel qu'on supposât que la coagulation provenait de son refroidissement...

« Si on retire un poisson de la mer, la température de son corps étant à peu près à 60° Farenheit, et qu'on le place dans une atmosphère à 70° Farenheit, le sang de ce poisson tiré de ses vaisseaux se coagule immédiatement. J'ai constaté ce fait à bord d'un vaisseau auprès de Belle-Ile dans l'été de 1761. Ayant pêché un poisson, je mesurai immédiatement sa température et je fis couler une partie de son sang; le sang qui s'écoula se coagula immédiatement, bien qu'il eût acquis une température plus élevée que celui qui restait dans les vaisseaux du poisson et qui cependant était toujours liquide.

« D'ailleurs, l'expérience de tout le monde et l'observation nous montrent que le froid seul n'a aucun pouvoir pour faire coaguler le sang. Il arrive souvent que certaines parties d'un animal, comme les doigts, la face, le nez, les oreilles, etc., sont refroidies presque jusqu'à la congélation, et même qu'elles restent dans cet état pendant un temps considérable, et cependant le sang conserve sa fluidité dans ces parties, ainsi que je l'ai expérimenté sur mes propres doigts; et même lorsque le sang d'une partie vivante a été congelé et dégelé ensuite, il paraît aussi fluide qu'auparavant et circule comme à l'ordinaire... il résulte que le froid n'a par lui-même aucune influence sur la coagulation du sang.

« Dans la plupart des cas où l'on voit le sang se coaguler, il est en contact avec l'air atmosphérique. L'air a donc été considéré comme cause de la coagulation du sang. Mais en réalité l'air n'a pas plus d'effet qu'aucun autre corps étranger susceptible de venir en contact avec le sang et de faire une impression quelconque sur lui; car le sang se coagule plus vite dans le vide qu'à l'air libre... Le repos a été considéré aussi comme une cause de la coagulation du sang; et bien que cette opinion ne soit pas vraie dans toute l'extension qu'on lui a donnée, je pense que le repos est une des circonstances qui exercent le plus d'influence sur ce phénomène. » (Hunter, *OEuvres complètes*, trad. par G. Richelot, t. III.)

On peut encore démontrer la fausseté des conclusions de Hewson relatives au rôle joué par l'air atmosphérique dans la coagulation du sang, soit en injectant de l'air dans les veines comme l'a fait Thackrah, soit en provoquant la formation de bulles gazeuses à l'intérieur même du système circulatoire clos : il suffit pour cela, comme l'a démontré Hoppe-Seyler, de soumettre un animal, lapin ou cobaye, à une décompression brusque sous le récipient de la machine pneumatique. On constate alors en ouvrant la poitrine de l'animal que les oreillettes sont remplies d'une écume sanguinolente, mais on ne trouve pas de coagulums fibrineux.

On a prétendu que la coagulation du sang était la conséquence de la volatilisation d'un principe gazeux dissous dans le sang, gaz carbonique pour Scudamore, ammoniaque pour Richardson. Brücke a montré que l'élimination de gaz carbonique du sang extrait ne devait pas être considérée comme cause de la coagulation du sang, car du sang reçu directement dans une atmosphère de gaz carbonique coagule rapidement.

Ayant constaté que le sang additionné d'un alcali ne coagule pas, ayant reconnu dans le sang la présence de petites quantités d'ammoniaque, Richardson pensa que c'est la volatilisation de ce gaz dans le sang extrait de l'organisme qui entraîne la coagulation de ce liquide. Lister démontra expérimentalement que l'hypothèse de Richardson n'est pas justifiée : il mit à nu une veine et la laissa plusieurs heures en contact avec l'air : le sang qu'elle contenait se colora en rouge, mais ne se coagula pas; il mouilla alors avec une solution d'ammoniaque une veine dans laquelle la circulation avait été arrêtée et le sang s'y coagula. D'autre part, Thiry trouva que l'ammoniaque du sang ne se dégage qu'à une température d'environ 50°.

La coagulation du sang n'est donc pas la conséquence de la mise en liberté d'une substance gazeuse dissoute dans le sang.

« Ni le froid, ni l'air, ni le repos pris isolément, dit Hunter, n'exercent d'influence sur la force de coagulation du sang; ce phénomène doit donc dépendre de quelque autre principe; et, comme on voit que le sang conserve sa fluidité tant qu'il est en circulation, qu'il la garde même longtemps, bien qu'en repos, dans les vaisseaux vivants, qu'il se coagule quand les vaisseaux ou le corps meurent, on pourrait supposer naturellement que c'est la vitalité du corps ou des vaisseaux qui l'entretient à l'état liquide. Cependant on sait que la vitalité du corps et des vaisseaux n'empêche pas le sang de se coaguler dans certaines circonstances, et qu'il arrive même souvent qu'elle est une cause excitatrice de la coagulation... Il est évident que l'état fluide du sang est lié aux vaisseaux vivants qui en sont le siège actuel et au mouvement; et que lorsque la vie est dans toute sa force, les vais-

seaux ont la faculté de maintenir le sang dans un
état fluide. Je crois en outre qu'il faut très peu de
mouvement pour entretenir cette fluidité quand
l'autre condition existe. Une complète stagnation
du sang pendant la vie, comme on l'observe dans
les cas de léthargie et dans ceux où la circulation
est suspendue pendant plusieurs heures, comme
dans l'asphyxie par submersion, n'en détermine
pas la coagulation, tandis que dans les parties où
il ne s'accomplit aucune action, si le sang stagne,
même beaucoup moins longtemps que dans une
léthargie, par exemple, dans les cas de gangrène,
on le trouve coagulé; mais alors cette coagulation
se fait dans un but d'utilité et naît de la nécessité
qui paraît agir comme un stimulus et disposer le
sang à se coaguler...

« Je pense que le sang se coagule en vertu d'une
impression, c'est-à-dire que la fluidité étant inop-
portune ou n'étant plus nécessaire dans les circonstances indiquées, il se coagule pour répondre
aux usages indispensables de la solidité. » (HUNTER,
OEuvres complètes, trad. par Richelot, t. III; *Sur le
sang.*)

« Parmi les conditions qui maintiennent la
liquidité du sang, dit Bérard (*Cours de physiologie*, 1851), la plus évidente est que le sang soit au
contact et se meuve au contact des voies spéciales
qui lui ont été réservées. Ainsi la paroi vivante du
vaisseau exercerait une influence sur la constitution moléculaire des principes immédiats du sang,
et la soustraction de ce contact laisserait s'établir
dans le sang le travail de coagulation. »

Ce rôle de la paroi vasculaire vivante pour maintenir le sang liquide, soupçonné par Hunter, admis par Bérard, fut expérimentalement établi par Brücke.

Après avoir démontré de nouveau que ni l'accès de l'air, ni les changements de température, ni la suppression des mouvements, ni le dégagement de gaz carbonique ne sont des conditions essentielles de la coagulation, Brücke étudie le rôle de la paroi vasculaire vivante et montre que le sang reste liquide tant qu'il est en contact avec cette paroi, et qu'il se coagule dès qu'il n'est plus en contact avec elle. Thackrah pensait (*Inquiry into the nature and the properties of the blood*) que le système nerveux intervient pour maintenir cette liquidité. Brücke démontre qu'il n'en est rien, que le sang reste liquide dans des cœurs de tortues, de crapauds, de grenouilles séparés du corps de l'animal et ne réagissant plus à de fortes excitations.

Brücke enlève un cœur de tortue plein de sang et montre que ce sang reste liquide dans la cavité de ce cœur à toute température, qu'il soit dans le vide, dans l'air atmosphérique, dans un gaz inerte. Ce sang retiré du cœur à un moment quelconque coagule en quelques minutes, comme le sang retiré du corps de l'animal. Enfin du sang de mammifère introduit dans un cœur de tortue avant de s'être coagulé y reste fluide pendant plusieurs heures. (BRÜCKE, *Ueber die Ursache der Gerinnung des Blutes. Arch. f. path. Anat.*, 1857.)

Ainsi donc, après le travail de Brücke, la question de la cause de la coagulation du sang se trouvait aussi peu avancée qu'avant les innombrables recherches qu'elle avait provoquées. Dire que la paroi vasculaire vivante jouit de la propriété de maintenir le sang liquide, c'est une réponse négative ; ce n'est pas expliquer la coagulation extra-vasculaire du sang. La véritable cause de la coagulation nous est inconnue.

On a récemment cherché à démontrer que c'était à la rugosité des vases dans lesquels le sang est reçu qu'il faut rattacher la cause déterminante de la coagulation du sang.

Virchow avait montré que des corps étrangers, gouttelettes de mercure, fragments de caoutchouc, etc., introduits dans les vaisseaux, se recouvrent de dépôts fibrineux. Brücke avait montré que tout corps étranger, tubes, fragments de verre, etc., introduits dans les vaisseaux, provoquent la coagulation du sang. Mantegazza avait fait l'expérience suivante : à travers une jugulaire il avait fait passer un fil de soie ; à travers l'autre jugulaire il avait fait passer un fil de platine huilé, de même diamètre que le fil de soie ; il avait constaté au bout de 15 minutes que le fil de soie était recouvert d'un coagulum formé de fibrine et de globules blancs, tandis qu'autour du fil de platine huilé il n'y avait pas de coagulum ; cependant, aux points où le fil perçait les parois de la veine et où le tissu du vaisseau était lésé, il y avait accumulation de globules blancs et dépôt de fibrine. (MANTEGAZA, *Ricerche sperimentali sull' origine della fibrina e sulla causa della coagulazione del sangue*, 1871.)

Ces expériences isolées n'avaient conduit leurs

auteurs à aucune conclusion relativement à l'explication de la coagulation du sang. C'est alors que Freund fit une expérience remarquable qui peut, sinon faire connaître la cause véritable de la coagulation, du moins renseigner sur la condition déterminante de ce phénomène.

Freund fait écouler le sang d'un chien de la carotide ouverte sous l'huile dans un vase vaseliné : ce sang abandonné 24 heures à la température du laboratoire ne coagule pas. Battu dans ce vase avec une baguette de verre huilée ou vaselinée, ce sang ne coagule pas davantage. Il coagule au contraire si on le transvase dans un récipient non vaseliné ou si on le bat avec une baguette de verre non vaselinée.

Il semble donc que le rôle favorisant que jouent les corps étrangers dans la coagulation doit être rattaché aux phénomènes d'adhésion. L'adhésion est la cause déterminante de la coagulation ; le manque d'adhésion serait, d'après Freund, la cause de la non-coagulation du sang dans les vaisseaux. (FREUND, *Zur Kenntniss der Blutgerinnung. Wiener, med. Blatter*, 1886, p. 296.)

Le sang en effet ne semble pas adhérer aux parois vasculaires, et adhérer aux parois des vases dans lesquels on le reçoit. Lorsqu'en effet on reçoit du sang dans un verre, dans une vessie de parchemin, etc., la paroi est teintée en rouge par ce sang ; lorsque, au contraire, on examine la tunique interne d'un vaisseau, on la trouve parfaitement incolore.

Ce serait donc l'adhérence du sang ou tout au

moins de ses éléments figurés avec la paroi des vases dans lesquels il est reçu, adhérence due à leur rugosité plus ou moins grande, qui serait la cause déterminante de la coagulation du sang.

Ce n'est là, à la vérité, qu'une hypothèse. Mais en supposant même que cette hypothèse se trouve ultérieurement démontrée par l'expérimentation, il faudrait encore savoir comment cette adhérence aux parois détermine la coagulation. La question de la cause de la coagulation du sang se trouverait déplacée; elle ne serait pas résolue. Laissons donc de côté cette recherche quelque peu métaphysique des causes de la coagulation; disons que le sang a la propriété de coaguler hors des vaisseaux; ne cherchons plus pourquoi il coagule; cherchons comment il coagule; étudions les phénomènes chimiques qui s'accomplissent dans le sang pendant sa coagulation.

CHAPITRE IV

LE PLASMA SANGUIN — LE FIBRINOGÈNE

Le sang circulant dans les vaisseaux est constitué par un liquide, le plasma sanguin, tenant en suspension les globules ; le sang coagulé hors des vaisseaux est constitué par un liquide, le sérum, dans lequel baigne le caillot formé par le réticulum fibrineux, englobant dans ses mailles les globules sanguins. Le sérum diffère donc du plasma en ce qu'il contient en moins la fibrine ou ses générateurs.

L'importance du plasma dans la coagulation du sang n'a pas toujours été reconnue. Hewson, dit Frédéricq, démontra le premier que c'est dans la partie liquide, et non dans les globules rouges, que résident les éléments de la coagulation. Il suspendit cette propriété en mélangeant le sang immédiatement au sortir de la veine avec une solution de sulfate de sodium. Ayant attendu que les globules se fussent précipités par leur propre poids, il put

décanter la partie liquide surnageant. Ce liquide
étendu d'eau se prit spontanément en un caillot
transparent. Malheureusement, cette belle expérience ne fut pas assez remarquée. Elle était à peu.
près tombée dans l'oubli, et la théorie tout opposée
de Prévost et Dumas, qui faisait jouer aux globules
le rôle principal dans le phénomène qui nous occupe, était adoptée par la plupart des physiologistes, quand J. Müller, par une expérience calquée
sur celle de Hewson, parvint à dissiper définitive-
ment l'erreur. Il employa une solution de sucre
pour retarder la coagulation du sang de grenouille
et en sépara le plasma par filtration. Le liquide
clair, privé de ses globules, ne tarda pas à se coaguler. J. Müller restitua ainsi au plasma sanguin
sa principale propriété.

Le sang coagulant, en général, rapidement après
sa sortie des vaisseaux, la préparation du plasma
présente quelques difficultés : il faut avoir recours
à des artifices qui, en retardant ou empêchant la
coagulation, permettent aux globules de se déposer.

On peut utiliser la propriété du sang de rester
fluide dans l'intérieur des vaisseaux ; on peut iso-
ler, comme l'ont fait Glénard et, après lui, Frédéricq, un segment de jugulaire chez le cheval, et le
suspendre verticalement jusqu'à ce que les globules
se soient déposés.

« Ce sont les expériences de Glénard, dit Frédéricq, qui m'ont donné l'idée d'utiliser la propriété
qu'offre le sang de cheval de rester pendant longtemps liquide dans une veine extraite du corps,

et de s'y séparer, en peu de temps, en plasma et magma globulaire.

« Le cheval n'a qu'une veine jugulaire de chaque côté. Ce volumineux vaisseau est situé sur les parties latérales de l'encolure, au niveau du sillon profond, très visible à l'intérieur, qui s'étend du poitrail à la base de l'oreille, près de l'articulation de la mâchoire. Il y est recouvert par la peau, le tissu cellulaire sous-cutané, le peaucier et les rameaux du plexus cervical.

« Voici le procédé que j'ai trouvé le plus commode pour utiliser les chevaux sacrifiés à l'abattoir, et extraire les deux jugulaires par la même incision : Le cheval a été assommé par un vigoureux coup de marteau asséné sur la région frontale. Il tombe comme une masse, exécutant parfois quelques mouvements convulsifs des extrémités. Sans perdre un instant, je fais sur la ligne médiane, au devant de la trachée, à la partie supérieure du cou, une incision longitudinale comprenant la peau, le tissu cellulaire sous-cutané et le peaucier. Je dissèque la peau aussi rapidement que possible, rencontrant le muscle sternomaxillaire, que je dépasse. J'arrive ainsi fatalement sur la jugulaire ; je l'isole sur une petite étendue, en me servant autant des doigts que du scalpel. Je glisse un bout de ficelle sous la veine, et je la lie, dans sa partie la plus déclive, à l'aide d'un nœud fortement serré..... L'animal une fois saigné, je puis extraire à loisir les veines jugulaires. Je prolonge l'incision sur la ligne médiane jusqu'à la tête, je procède à la ligature d'une dizaine de collatérales, et j'isole

complètement la veine jusqu'au niveau de sa bi-
furcation supérieure, où je glisse une ligature
sous elle. Mais avant de la serrer, j'ai soin, par
des frictions pratiquées à travers la peau, de faire
refluer le plus de sang possible dans le segment
veineux que j'enlève. Je suspends le vaisseau verticalement... Les vaisseaux extraits de cette façon
peuvent atteindre 60 centimètres de long, et contenir plusieurs centaines de grammes de sang. Au
bout d'un petit nombre de minutes, le sang commence à s'y séparer en deux couches, l'une inférieure, rouge sombre, globulaire, l'autre hyaline,
plasmatique... » (FRÉDÉRICQ, *Recherches sur la constitution du plasma sanguin*, 1878.)

Un autre procédé permettant d'obtenir le plasma
parfaitement pur consiste à refroidir rapidement le
sang immédiatement après sa sortie du vaisseau, à
une température voisine de 0°. Les sangs de cheval
et d'âne coagulant assez lentement sont ceux qui
conviennent le mieux à cette préparation ; on peut
en effet en refroidir une assez notable quantité
avant que la coagulation ne se manifeste. On emploie à cet effet des vases métalliques à parois
minces présentant une énorme surface en contact
avec la glace et une capacité faible. Dans le sang
ainsi refroidi au voisinage de 0°, les globules se
déposent assez rapidement, laissant surnager une
couche de plasma parfaitement pur et parfaitement
incolore. « Pour soumettre le sang de cheval à un
refroidissement rapide, dit Léon Frédéricq, j'ai fait
confectionner un appareil composé de trois vases
cylindriques en zinc de grandeur décroissante. Les

cylindres sont emboîtés les uns dans les autres : je
remplis de glace le plus petit ainsi que l'intervalle
qui sépare le cylindre extérieur du moyen. Je re-
çois alors le sang au moment de la saignée dans
l'espace en forme de manchon qui reste libre entre
le cylindre intérieur et le moyen. La couche de
sang n'a dans mon appareil qu'un à deux centimètres d'épaisseur et se trouve refroidie par ses
deux surfaces. Ce procédé permet d'obtenir d'assez
grandes quantités de plasma et de le conserver
pendant plusieurs heures à l'abri de toute coagulation. » (FRÉDÉRICQ, *Recherches sur la constitution du
plasma sanguin*, p. 15.)

A. Gautier indique une modification de ce procédé : « On peut, dit-il, recourir à un procédé indiqué par Salet et Daremberg et que j'ai légèrement
modifié. On reçoit du sang de bœuf ou mieux encore de mouton, dans un flacon étroit, entouré
d'une éponge ou d'un linge imprégnés d'éther et
suspendu par une bonne chaînette de fer à l'axe
vertical d'une essoreuse ou d'un volant horizontal
auquel on peut imprimer une grande vitesse rota-
tive. Dès que le flacon est plein, on fait marcher
l'appareil de plus en plus rapidement ; la force centrifuge, qui tend à entraîner les globules loin du
centre de rotation, augmentant avec la vitesse rota-
tive, ces globules tendent à se précipiter contre le
fond du flacon en vertu de cette force et de l'excès
de leur densité sur celle du plasma où ils nagent.
En même temps, l'éther qui s'évapore refroidit fortement le sang et retarde la coagulation. Peu à peu
on diminue la vitesse, et le flacon, qui tournait hori-

zontalement, prend lentement, sans secousse, la position verticale. Lorsqu'il est revenu au repos, on y trouve les globules séparés d'un plasma à peu près incolore qui surnage. » (GAUTIER, *Chimie biologique*, p. 398.)

Ces deux procédés permettent d'obtenir un plasma pur; mais ils présentent un double inconvénient : ils ne donnent que de faibles quantités de plasma, quelques centaines de grammes tout au plus; et surtout ils donnent un plasma instable. Qu'on retire de la jugulaire du cheval le plasma qui en occupe la moitié supérieure; qu'on abandonne à la température du laboratoire le plasma séparé par le repos à basse température, on y verra apparaître en quelques minutes les filaments de fibrine. Les procédés qu'il nous reste à décrire fournissent un plasma impur, mais le fournissent stable et abondant; ce sont les véritables procédés de préparation, les seuls qui aient permis de connaître ses propriétés et d'étudier les substances qu'il renferme.

Les plasmas dits plasmas salés s'obtiennent en recevant le sang au sortir des vaisseaux dans une proportion convenable de solutions salines neutres (sulfate de soude, sulfate de magnésie, chlorure de sodium).

Si l'on ajoute à douze parties de sang au moment de sa prise une partie de sulfate de soude en poudre fine, comme le faisait Hewson, on obtient un sang non spontanément coagulable.

« J'ai observé, dit Hewson, un remarquable effet produit sur le sang par certains sels neutres; ces sels peuvent, ajoutés au sang à sa sortie du vaisseau, le conserver fluide. Si, par exemple, six onces de sang humain sont additionnés d'une demi-once de sel de Glauber réduit en poudre, et si le mélange est bien agité pour assurer la dissolution du sel, ce sang ne se coagule pas... Dans ces mélanges de sang et de sels neutres, les globules rouges se déposent rapidement, et le liquide qui surnage est clair et incolore... Cette propriété des sels neutres est depuis longtemps connue ; on sait qu'en recevant le sang dans un vase contenant du sel commun et l'agitant aussitôt qu'il y tombe, on empêche toute coagulation : le sang reste fluide et peut être passé sur un tamis sans y laisser trace de coagulum ; il peut ensuite être mélangé à différentes autres substances pour les usages de la cuisine. (*Hewson's experimental inquiry into the properties of the blood*, 1774, p. 11.)

Au lieu d'employer le sel en poudre, Denis emploie la solution saline neutre.

« Le sang de l'homme, dit-il, doit provenir d'un individu presque sain, atteint seulement d'une simple indisposition. On le reçoit dès qu'il s'écoule de la veine dans un bocal contenant un septième de son volume d'une solution saturée de sulfate de soude ; on effectue le mélange des deux liquides avec une spatule : aucune coagulation ne s'opère. Quelques heures plus tard tous les globules occupent le fond du vase, et le plasma retenant la solution saline se trouve en entier au-dessus d'eux. D'ordinaire il est rendu nuageux par des corpuscules adipeux et par des leucocytes dont on le débarrasse par le filtre...

« Le sang de veau, reçu dans un vase contenant un septième d'une solution saturée de sulfate de soude, reste incoagulable comme le sang de l'homme ; mais après quelques heures les globules continuent à occuper toute la masse fluide, et à peine s'il se montre à sa surface une couche de plasma : aussi est-elle trop peu prononcée pour pouvoir être enlevée. Jeté sur un filtre, le sang de veau ainsi traité passe en entier, globules et plasma à la fois. Pour parvenir à les séparer, j'ai dû augmenter considérablement la dose de la solution. Je n'ai pu cependant par là faire monter le plasma au-dessus des globules d'une manière notable, mais ces derniers se sont tuméfiés de façon à ne plus pénétrer à travers un papier poreux, et le filtre a pu laisser passer seul le plasma chargé de solution saline. J'ai reçu dans un bocal d'un litre, rempli aux deux tiers d'une solution saturée de sulfate de soude, du sang d'un veau qu'on abattait. J'ai effectué le mélange avec une spatule. Après deux heures, je l'ai versé sur sept ou huit filtres, en y rejetant le liquide tant qu'il s'écoulait coloré en rouge et trouble. Ce liquide finit par passer transparent et avec une teinte faiblement jaunâtre... (DENIS, *Sur la plasmine, substance albuminoïde qui...* : *C. R. de l'Acad. des sciences*, 1861.)

Al. Schmidt et Hammarsten ont substitué le sulfate de magnésie au sulfate de soude. On emploie en général 1 vol. d'une solution de sulfate de magnésie contenant 25 à 28 p. 100 de sel pour 3 à 4 vol. de sang. Gautier se sert de chlorure de sodium : il ajoute au sang 4 p. 100 de ce sel. Par le repos, ces sangs salés se séparent en deux couches : une couche inférieure globulaire ; une couche supérieure formée du plasma et de la solution saline anticoagulante.

Tous ces plasmas salés sont très stables, ne coagulant pas spontanément ; mais leur grande richesse en sels neutres en fait des liquides notablement différents du plasma naturel. Le procédé indiqué par Arthus et Pagès a l'avantage de modifier aussi peu que possible la composition et les propriétés générales du plasma sanguin. Ce procédé consiste essentiellement à décalcifier le sang avant sa coagulation, c'est-à-dire à précipiter à l'état de composés insolubles, oxalate ou fluorure, les sels de chaux contenus dans le sang. Lorsqu'on reçoit au sortir du vaisseau du sang dans une solution aqueuse d'oxalate neutre de sodium, de potassium ou d'ammonium à raison de 1 litre de sang pour 1 gramme de sel, ou dans une solution de fluorure neutre de sodium à raison de 1 litre de sang pour 1 gr. 50 de fluorure, on obtient un sang décalcifié absolument incoagulable. Comme on peut employer la solution de sel décalcifiant très concentrée, comme on peut même employer le sel décalcifiant en poudre, on peut préparer un sang non coagulable qui n'est pas dilué et qui ne diffère du sang normal que par les sels de chaux en moins, et un petit excès de sel décalcifiant en plus. (ARTHUS et PAGÈS, *Nouvelle théorie chimique de la coagulation au sang*, Arch. de physiologie, 5° série, t. II, p. 739, octobre 1890.)

Dans le cas des sangs fortement salés, la densité

du plasma se trouve augmentée, le dépôt des globules est retardé ; avec les sangs oxalatés et fluorés,
la densité du plasma n'est pas modifiée sensiblement : le dépôt des globules est rapide, la préparation du plasma est facilitée.

Cette lenteur avec laquelle se déposent les globules dans les sangs fortement salés est souvent
telle qu'il est nécessaire de soumettre le sang à
l'action de la centrifuge pour hâter la séparation.
Hammarsten obtenait le plasma magnésien de
cheval séparé des globules et filtré vingt-quatre
heures après la prise de sang ; en utilisant la centrifuge, on peut ramener cette durée à moins d'une
heure pour le sang de cheval. Le sang oxalaté dépose naturellement ses globules beaucoup plus
rapidement : avec le sang de cheval, on distingue,
une couche de plasma au bout de quelques minutes, et le dépôt des globules est terminé en
moins d'une heure.

On a enfin indiqué et employé quelques autres
procédés pour préparer un plasma sanguin ; le
plus remarquable de tous consiste à injecter dans
les veines d'un animal (chien) une solution de peptone quelques instants avant de faire la prise de
sang. C'est Schmidt-Mülheim qui a découvert cette
propriété de la peptone. Il remarqua que lorsqu'on
injecte chez le chien dans le système veineux de 3 à
6 décigrammes de peptone par kilogramme d'animal, le sang devenait incoagulable en moins d'une
minute. Le sang de l'animal soumis à cette expérience ne redevenait coagulable qu'une heure et
plus après l'injection. (SCHMIDT-MÜLHEIM, *Beiträge*

zur Kenntniss des Peptons und seiner physiologischen Bedeutung. Arch. f. Physiol., 1880, p. 33.)

Fano a repris l'étude de cette question du sang peptoné, en se servant soit de la peptone de Witte, soit d'une peptone préparée par les procédés de Schmidt-Müllheim et Drechsel, soit d'une peptone préparée par la méthode d'Henninger. Il a constaté qu'on obtient la non-coagulation du sang dans les meilleures conditions sur des chiens pesant 10 kilogrammes en injectant $0^{gr},3$ de peptone pure par kilogramme d'animal, dissoute en général à 10 p. 100 dans une solution de chlorure de sodium à 5 p. 1 000. L'injection est faite en une fois par la jugulaire ; un tube introduit dans la carotide permet de recueillir le sang artériel. Quand on se sert de la peptone de Witte, il faut injecter $0^{gr},6$ à $0^{gr},8$ au lieu de $0^{gr},3$ par kilogr. de poids vif. La peptone doit être injectée assez rapidement. Dans un cas, $4^{gr},92$ injectés en quelques minutes ont suffi pour rendre le sang d'un chien incoagulable, tandis que $11^{gr},80$ injectés lentement et à plusieurs reprises chez un chien de même poids ont laissé son sang spontanément coagulable. Le sang recueilli aussitôt après la fin de l'injection de peptone reste complètement liquide pendant plusieurs jours ; mais le sang qui circule dans les vaisseaux perd rapidement cette propriété de non-coagulabilité qui lui avait été conférée par l'injection de peptone : retiré trois heures après l'injection, il coagule aussi vite que le sang normal ; et, chose remarquable, il ne peut plus être rendu incoagulable par une nouvelle injection intraveineuse de peptone, à moins que celle-ci ne soit faite au moins vingt-quatre heures après la première. (FANO, *Das Verhalten der Peptons und Tryptons gegen Blut und Lymphe. Arch. f. Anat. und. Physiol.*, 1881.)

Quoi qu'il en soit, on peut, au moyen de ce sang non spontanément coagulable, obtenir un plasma, dit plasma peptoné, soit par le repos, comme faisait Fano, soit par la centrifugation, comme faisait Wooldridge. C'est d'ailleurs improprement que ce plasma est appelé plasma peptoné, car il est impossible d'y reconnaître la présence de peptone ainsi que l'ont établi les expériences de Schmidt-Mülheim et de Fano.

Ce qu'on appelait peptone à l'époque où ces essais ont été faits était un mélange de plusieurs substances qui ont été séparées et décrites ultérieurement par Kühne sous le nom d'albumoses (hétéroalbumose, protoalbumose, deutéroalbumose) et de peptones vraies. Pollitzer a montré que seules l'hétéroalbumose et la deutéroalbumose possédaient la propriété de rendre le sang non spontanément coagulable ; la protoalbumose et la peptone étant absolument impuissantes. (KÜHNE, *Albumosen und Peptone, Verhandl. d. naturhist — med. Vereins zu Heidelberg*, 1886.) Pollitzer a montré qu'on peut rendre le sang de chien non spontanément coagulable en l'additionnant d'albumoses à sa sortie des vaisseaux ; mais dans ce cas il faut toujours en employer une proportion plus considérable.

Enfin il faut rappeler que les albumoses, toujours efficaces pour rendre non spontanément coagulable le sang de chien, sont sans action sur le sang de lapin : quelles que soient les conditions de l'injection, on n'obtient, d'après Fano, aucun résultat.

Haycraft a indiqué un autre procédé permettant de conserver le sang liquide. On sait que le sang absorbé par les sangsues reste fluide dans leur cavité digestive, et conserve sa fluidité alors même qu'il en a été extrait. Cherchant la cause de ce fait, Haycraft a reconnu que la région buccale du tube digestif de la sangsue secrète un liquide qui jouit de la propriété de conserver le sang non coagulé ; cette sécrétion doit cette propriété à une substance qui n'a été ni étudiée ni isolée, mais qu'on sait être soluble dans l'eau et les solutions de chlorure de sodium, insoluble dans le chloroforme, l'éther, la benzine, l'alcool, non détruite par la chaleur d'ébullition. (J. HAYCRAFT, *Ueber die Einwirkung eines Secrets des officinellen Blutegels auf die Gerinbarkeit des Blutes. Arch. f. exp. Path.*, 1885.)

Telles sont les principales méthodes qu'on peut employer pour conserver le sang liquide, pour permettre le dépôt des globules, pour obtenir la séparation du plasma. Les propriétés de ce plasma dépendent dans une certaine mesure, cela est tout à fait évident, de son mode de préparation : aussi doit-on dire que les physiologistes et les chimistes ont étudié des plasmas, plasmas plus ou moins modifiés, et non pas le plasma naturel dont l'instabilité rend la connaissance presque impossible.

Nous n'avons pas à faire ici l'histoire chimique complète du plasma sanguin ; il nous suffira de faire celle de ses substances albuminoïdes et même de ses globulines, fibrinogène et sérumglobuline. La connaissance parfaite de ces deux substances est une condition nécessaire à la compréhension des travaux et des théories chimiques sur la coagulation du sang.

Le plasma sanguin renferme trois substances albuminoïdes, une albumine, la sérumalbumine, et deux globulines, le fibrinogène et la sérumglobuline ; — une albumine, c'est-à-dire une substance albuminoïde coagulable par la chaleur, soluble dans l'eau, dont les solutions ne sont précipitées ni par dilution, ni par dialyse, ni par l'acide acétique, ni par le chlorure de sodium ni par le sulfate de magnésie à la température ordinaire ; deux globulines, c'est-à-dire deux substances albuminoïdes coagulables par la chaleur, insolubles dans l'eau distillée, solubles dans les solutions étendues de sels neutres, dont les solutions sont précipitées par la dilution, par la dialyse, par l'acide acétique, par le chlorure de sodium, par le sulfate de magnésie dissous à saturation à la température ordinaire.

. Le plasma sanguin renfermé deux globulines, le fibrinogène et la sérumglobuline dont les principaux caractères différentiels sont les suivants : les solutions de fibrinogène dans le chlorure de sodium étendu coagulent vers 56° et sont précipitées pas le chlorure de sodium partiellement en présence de 15 p. 100 de ce sel, totalement en solution saturée ; — les solutions de sérumglobuline ne coagulent qu'au-dessus de 65° ; elles ne sont pas précipitées par 15 p. 100 de sel marin ; elles ne sont que partiellement précipitées par ce sel dissous à saturation.

Ces deux substances ont été l'objet de travaux très remarquables dont nous rappellerons les traits principaux.

La sérumglobuline appelée encore paraglobuline (par Kühne), substance fibrinoplastique (par AL. Schmidt), etc., se retire d'ordinaire du sérum : on l'en précipite soit par la dialyse, soit par dilution et gaz carbonique, soit par dilution et acide acétique, soit par saturation de sulfate de magnésie. Ce dernier procédé seul permet de précipiter la totalité de la sérumglobuline contenue dans le sérum. La sérumglobuline coagule à une température comprise entre 68° et 80°, en général voisine de 75° (Weyl, Hammarsten, Frédéricq). « Si je chauffe graduellement au bain-marie, dit Frédéricq, un échantillon de sérum de cheval, il reste parfaitement limpide jusque vers 65°. A ce moment il commence à présenter une opalescence manifeste qui s'accentue à mesure que la température s'élève. En même temps il s'épaissit graduellement, de sorte que, vers 72° à 73°, il a la consistance d'une gelée cohérente. (Frédéricq, *Recherches sur le plasma sanguin*, p. 19.)

Pour connaître plus parfaitement cette substance fibrinoplastique, ce qui nous est inutile, on se reportera au travail d'Alex. Schmidt, *Neue Untersuchungen über Faserstoffgerinnung* (*Pflüger's Archiv.*, VI, p. 413) et aux travaux d'Hammarsten, *Ueber das Paraglobulin* (*Pflüger's Archiv.* XVII, p. 413 et XVIII, p. 38).

Les travaux de Denis, d'Al. Schmidt, d'Ol. Hammarsten, de Léon Frédéricq ont fait connaître les propriétés et les modes de préparation et de purification du fibrinogène. Ces études, et en particulier les deux mémoires d'Hammarsten (HAMMARSTEN, *Ueber das Fibrinogen Pflüger's Arch.*, XIX, p. 563 et XXII, p. 431) ont été faits avec une précision telle qu'il suffit de les résumer pour bien connaître l'histoire chimique de cette substance.

Les liquides naturels qui contiennent le fibrinogène contiennent toujours de la sérumglobuline; préparer le fibrinogène revient donc toujours à le séparer de la sérumglobuline. Les méthodes les plus parfaites sont dues à Hammarsten; toutes les autres proposées avant lui étaient insuffisantes pour fournir un fibrinogène exempt de sérumglobuline.

Les anciennes méthodes indiquées par Al. Schmidt sont au nombre de quatre. Mélanger prudemment de petites quantités d'alcool avec le liquide contenant le fibrinogène jusqu'à ce que l'albumine commence à coaguler; — diluer par 15 vol. d'eau et aciduler par le gaz carbonique ou par un acide fixe; — saturer de chlorure de sodium; — neutraliser et précipiter par dialyse. (AL. SCHMIDT, *Die Lehre von den fermentativen Gerinnungserscheinungen*, Dorpat, 1876.)

Ces méthodes précipitaient à la fois le fibrinogène et la paraglobuline. Le plasma sanguin, riche en sérumglobuline, pauvre en fibrinogène, ne convenait pas pour obtenir du fibrinogène pur; il fallait prendre des transsudats ne contenant pas de sérumglobuline. Al. Schmidt croyait en avoir trouvé, Hammarsten a démontré qu'il n'y en avait pas.

Il fallait donc trouver une méthode nouvelle permettant de séparer les deux globulines l'une de l'autre. C'est ce qu'a fait Hammarsten.

Ayant préparé le plasma sanguin comme nous l'avons dit précédemment, Hammarsten précipite ce plasma par un égal volume d'une solution saturée de chlorure de sodium. Le précipité grumeleux est réuni par agitation à la surface du mélange ; le liquide est enlevé ; les flocons de fibrinogène sont alors lavés dans une solution demi-saturée de chlorure de sodium, et cela en renouvelant cinq ou six fois la solution jusqu'à ce que les flocons de fibrinogène soient parfaitement blancs. Parmi les flocons de fibrinogène ainsi préparés, il y en a quelques-uns qui ont pu être moins parfaitement lavés : on les sépare de la façon suivante : on place dans un entonnoir à robinet une solution de chlorure de sodium demi-saturée et on y met en suspension les grumeaux de fibrinogène ; on agite : les gros flocons montent les premiers à la surface ; à ce moment on fait écouler le liquide dans lequel nagent les petits flocons. On jette sur un filtre ; on exprime fortement le filtre et le précipité qu'il supporte ; on agite dans l'eau distillée : le fibrinogène s'y dissout grâce à la solution saline qui l'imprègne encore ; on filtre.

Au lieu de laver longuement à l'eau demi-saturée de sel marin le fibrinogène précipité, on peut le redissoudre dans une solution contenant 8 p. 100

de chlorure de sodium, le reprécipiter par demi-volume d'une solution saturée de sel marin, répéter une fois cette manœuvre et redissoudre le précipité par l'eau.

Quelle que soit la méthode employée, on obtient des solutions de fibrinogène parfaitement pur, débarrassé de toute trace de sérumglobuline. Ces solutions sont en effet totalement précipitées par le chlorure de sodium dissous à saturation. Or Hammarsten a démontré que lorsqu'une liqueur renferme de la sérumglobuline, même en petite quantité, elle n'est jamais précipitée totalement par le sel marin. C'est dire que les méthodes que nous venons de décrire répondent rigoureusement au but que l'on s'était proposé d'atteindre.

Lorsqu'on élève progressivement la température d'une solution de fibrinogène pur, on peut atteindre 52° sans observer de modifications. A partir de 52°, la solution commence à loucher, un précipité floconneux apparaît et augmente jusqu'au voisinage de 56°. Si on jette sur le filtre la solution maintenue longtemps à 56°, on obtient une liqueur claire donnant encore les réactions albuminoïdes. Elle renferme en solution une substance albuminoïde ayant les propriétés générales des globulines, précipitable par dialyse, par dilution, par dilution et acides, complètement précipitée par le sulfate de magnésie, précipitée (et complètement précipitée) par le chlorure de sodium à saturation. La liqueur qui la tient en solution, séparée du coagulum produit à 56°, peut être chauffée jusqu'à 64° sans se troubler. A 64° elle commence à loucher;

le louche augmente lorsqu'on élève la température, pour se résoudre en un précipité floconneux.

Ce que Hammarsten considérait comme fibrinogène pur, était-ce donc un mélange de deux globulines? ou bien la température de 56° a-t-elle décomposé le fibrinogène en deux globulines? Pour le savoir, dit Hammarsten, il suffit de rechercher si le rapport entre ces deux substances est constant ou variable, suivant la richesse de la solution en fibrinogène et en sel dissolvant. Si pour une solution donnée de fibrinogène le rapport du coagulum à 56° au fibrinogène total varie avec la proportion de sel dissolvant, c'est qu'il y a eu dédoublement du fibrinogène, équilibre chimique dépendant de la proportion du sel neutre dissous. Si le rapport est constant, c'est qu'il y a bien deux substances distinctes préexistant dans la solution de fibrinogène que nous considérons comme pur.

Sans qu'il soit besoin de transcrire ici des nombres, il suffira de dire que le rapport du coagulum à 56° au fibrinogène total a varié suivant les circonstances entre 65 p. 100 et 91 p. 100. Donc le fibrinogène a subi un dédoublement à 56°. Remarquons que le coagulum à 56° représente toujours la fraction la plus considérable.

Nous avons vu que le fibrinogène préparé par la méthode d'Hammarsten était pur; mais est-il toujours typique pour employer l'expression du professeur suédois? c'est-à-dire est-ce bien la même substance que celle qui existe dans le plasma sanguin? Les méthodes de préparation ne l'ont-elles pas transformée?

Les expériences de Frédéricq vont nous permettre de répondre à cette question.

« J'ai découvert, dit-il, dans le plasma sanguin l'existence d'une substance albuminoïde, se coagulant par la chaleur à une température relativement basse, 56°...

« Voici comment je m'y prends pour étudier l'action de la chaleur sur le plasma sanguin, tout en évitant qu'il se coagule. Je renferme un segment de veine jugulaire de cheval gonflée de plasma dans un tube de verre à parois minces, à côté d'un thermomètre. Le tube, convenablement bouché, plonge dans un bain d'eau chaude dont un second thermomètre indique la température. J'emploie d'ordinaire un grand gobelet de verre mince rempli d'eau distillée, chauffée au préalable à une température de 50 à 55° et placé sur un bain de sable. Il faut ensuite élever lentement la température de façon que le thermomètre intérieur ne soit jamais en retard de plus d'un ou deux dixièmes de degré sur le thermomètre plongé dans l'eau. Si je retire la veine et si je l'ouvre avant d'avoir atteint le premier point de coagulation, le liquide qui s'en écoule n'a pas changé d'aspect et ne tarde pas à se prendre en caillot à la façon du sang. J'ai pu chauffer ainsi un segment veineux jusqu'à 55°,5. Le plasma, qui avait été soumis à cette température pendant plusieurs minutes, se coagula presque instantanément à son issue du vaisseau. Un second segment, emprunté à la même veine et qui avait été soumis à une température de 56°, fut également ouvert, mais fournit un liquide qui fut conservé pendant plusieurs jours sans donner la moindre trace de fibrine.

« Cette expérience fut répétée sur une douzaine de veines et donna chaque fois des résultats identiques. Une température supérieure à 56° fait brusquement et irrévocablement perdre au sang ses propriétés fibrinogènes.

« Mais en même temps que le liquide perd la faculté de se coaguler spontanément, il change d'aspect par suite de la formation d'un précipité grumeleux. Les granules de ce précipité s'agrègent pour former des flocons qui se laissent facilement séparer par filtration : le liquide filtré passe parfaitement clair. Je puis le chauffer jusqu'à 65° à 66° sans que sa limpidité subisse la moindre atteinte. Privé de la substance qui se coagule à 56°, il se comporte comme le sérum, devenant opalescent vers 66° et se coagulant ensuite complètement si l'on élève davantage la température...

« La substance qui se coagule à 56° n'existe pas dans le sérum : elle disparaît donc complètement par le fait de la coagulation de la fibrine... »

Rien n'est plus délicat que de suivre à travers la paroi veineuse, qui est simplement translucide, les modifications du sang qu'elle renferme. Les expériences de Frédéricq, très démonstratives, sont difficiles à réaliser. On ne saurait songer à employer pour faire cette démonstration les plasmas salés : leur richesse en sels modifie complètement leur température de coagulation. Arthus a pu, au contraire, employer avec avantage le plasma oxalaté.

« Au lieu de préparer la jugulaire du cheval, dit-il, pour étudier dans le plasma sanguin le point de coagulation du fibrinogène, on a avantage à employer le plasma oxalaté. On constate que, pour ce plasma comme pour le plasma naturel, la coagulation du fibrinogène se produit entre 53° et 56°. Le liquide chauffé à 56°, débarrassé par filtration du coagulum formé à cette température, peut être chauffé jusqu'à 64° sans précipiter, sans même se troubler.

« Du sang de cheval est reçu directement dans une solution d'oxalate de soude saturée (c'est-à-dire contenant environ 4 p. 100 de sel) à raison de 40 volumes de sang pour 1 volume de la solution d'oxalate. Les globules se déposent très rapidement ; le plasma est décanté, filtré sur papier et soumis à l'action de la chaleur dans un bain-marie dont on élève lentement la température. Le plasma oxalaté reste absolument clair jusqu'au voisinage de 53°. A une température de 53°, il louchit mais ne précipite pas. A 54° il commence à s'y former quelques flocons albumineux : à 55°, à 56°, le précipité augmente ; les flocons sont volumineux et se déposent rapidement. Le plasma oxalaté chauffé à 55°, séparé par filtration du coagulum qu'il contient, donne un nouveau coagulum quand on élève sa température au-dessus de 55°. Le plasma oxalaté, chauffé à 56°, débarrassé par filtration du coagulum qu'il tient en suspension, ne précipite plus, ne se trouble même plus avant 64° (ARTHUS, *Recherches sur quelques substances albuminoïdes, la classe des caséines, la famille des*

3.

fibrines. Thèse de doct. es-Sc. phys., Paris, 1893.)

Contrairement au plasma sanguin qui coagule au voisinage de 56°, le liquide d'hydrocèle, comme l'a indiqué tout d'abord Al. Schmidt, comme l'ont vérifié Frédéricq et Hammarsten, ne coagule en général pas avant 60°. Renfermerait-il donc un fibrinogène différent de celui du plasma, comme le pensait Frédéricq?

« Il est permis de se demander, dit-il, si le fibrinogène du liquide d'hydrocèle est identique à celui du sang ; en effet, le liquide d'hydrocèle peut.être chauffé à 60° et au delà avant de présenter les premiers indices de coagulation. C'est une question que je n'ose trancher pour le moment...

« Les liquides extraits d'ampoules de vésicatoire et les liquides d'hydrocèle... ne commencent à se troubler qu'entre 60° et 65°. »

Hammarsten a prouvé que ce retard de coagulation ne devait pas être considéré comme une preuve d'une différence entre le fibrinogène du plasma sanguin et le fibrinogène du liquide d'hydrocèle. En effet, le fibrinogène d'un liquide .d'hydrocèle, ne coagulant pas au-dessous de 60°, isolé, purifié, dissous dans l'eau faiblement salée, coagule à 55°-57° ; inversement, une solution faiblement salée de fibrinogène du plasma, coagulant à 56°, ne coagule plus qu'à 60° lorsqu'elle a été mélangée à un liquide d'hydrocèle coagulant à cette température. (HAMMARSTEN, *Ueber das Fibrinogen. Pflüger's Archiv.*, XIX, p. 563.)

La température de coagulation du fibrinogène

peut donc varier de quelques degrés suivant la nature du liquide dissolvant. Frédéricq a constaté que l'addition de sel au plasma abaisse, que l'addition d'alcali relève le point de coagulation. Mais on peut dire qu'en général le point de coagulation est au voisinage de 56°, et que la coagulation commence et s'achève dans un intervalle de quelques degrés.

Nous reviendrons dans le cours de cet ouvrage sur quelques autres propriétés du fibrinogène en discutant les théories de la coagulation du sang.

Après avoir étudié le plasma et le fibrinogène qu'il renferme, il resterait à étudier le sérum et la fibrine. Un mot suffira pour le moment. D'une façon générale, le sérum ne diffère du plasma que par les générateurs de la fibrine en moins. Quant à la fibrine, nous renvoyons son étude à la suite de l'examen des théories de la coagulation. Rappelons simplement que la fibrine se présente sous deux états : l'état gélatineux du caillot, l'état filamenteux de la fibrine de battage. Cette dernière, dure, élastique, insoluble dans l'eau, peu soluble dans les solutions étendues de chlorure de sodium, est gonflée par les acides dilués. Ce sont là les principaux caractères qui permettent de la reconnaître.

CHAPITRE V

RECHERCHES DE DENIS (DE COMMERCY)
LA PLASMINE

Avant la publication des remarquables études de
Denis sur la plasmine, on ne connaissait pas le générateur de la fibrine ; on supposait que la fibrine
préexiste dans le plasma circulant, et qu'après la
prise de sang, elle subit un simple changement
d'état physique. Il n'est pas inutile de rappeler
quelques-unes des opinions ayant cours à cette
époque ; on comprendra mieux alors le progrès
considérable qu'ont fait faire les recherches de
Denis.

Dans ses *Recherches expérimentales sur le sang
humain*, travail paru en 1836, Denis lui-même
s'exprimait ainsi :

« Le sang reçu dans un vase se prend peu à peu
en masse, puis il se divise en sérum et en caillot.
Scudamore pense qu'alors il y a production de calorique. En recevant le sang dans un vase plongé

dans un bain d'eau à la chaleur du corps, le mercure du thermomètre a conservé son niveau. D'où je conclus jusqu'à preuve du contraire que la coagulation du sang n'est accompagnée d'aucun dégagement de calorique. Si ce phénomène se fût produit, j'aurais été en droit de croire que le sang s'altère par la combinaison de quelques-unes de ses parties en se coagulant... J'admets que la coagulation du sang et l'état qui la suit ne produisent aucune altération profonde dans ce liquide, que ses éléments ne souffrent alors nulle décomposition... La fibrine se trouve dans le chyle et dans la lymphe; elle y est en solution de même que dans le sang. Elle ne tarde pas à se condenser dans ces humeurs, si leur mouvement est arrêté ou si elles sont extraites du corps... »

Dans son *Essai sur l'application de la chimie à l'étude physiologique du sang de l'homme* (Paris, 1838), DENIS dit encore :

« J'ai admis le premier, en 1828, que la fibrine est liquide dans le sang qui circule, et qu'elle ne se solidifie qu'au moment de la coagulation ; conséquemment, que ce dernier phénomène est le simple résultat de la solidité qu'elle prend alors. Berzelius pense aussi qu'elle se trouve en solution dans le sérum. Cependant il est des chimistes qui continuent à admettre que la solidité de la fibrine du caillot préexiste à la coagulation et qui considèrent cette substance comme faisant partie des globules. »

Dans le *Traité de chimie physiologique et médicale* paru en 1846, Dumas écrit :

« On peut regarder le sang comme un liquide tenant en dissolution de l'albuminate de soude dans lequel flottent les globules colorés et qui tient une quantité de fibrine spontanément coagulable en suspension ou dans un état si voisin de la dissolution que celle-ci paraît y être véritablement dissoute; elle s'y trouve à un état coulant particulier, analogue à celui que présente l'amidon avec l'eau dans les dissolutions aqueuses d'amidon. Quand le sang est abandonné à lui-même, la fibrine, qui constitue un réseau si ténu qu'elle peut passer en masse à travers les filtres, se coagule. La coagulation est un phénomène purement physique... »

Bérard considère la fibrine comme dissoute dans le sang vivant. « Le travail de coagulation, dit-il, pourrait être comparé aux modifications isomériques que les chimistes signalent dans un grand nombre de composés. » (BÉRARD, *Cours de physiologie*, 1851.)

Robin et Verdeil (*Chimie anatomique et physiologique*, 1853) résument ainsi la question :

« L'état normal de la fibrine du sang est l'état liquide. Elle est alors invisible soit à l'œil nu, soit au microscope, soit sur l'animal vivant, soit dans le sang retiré des vaisseaux et examiné au microscope avant sa coagulation. — La spontanéité de la coagulation de la fibrine est le caractère spécifique le plus essentiel de ce corps. — Toute substance organique qui présente ce phénomène spontanément, lorsque l'humeur qui la renferme n'a été additionnée d'aucun agent ou conserve encore la réaction chimique qu'elle avait dans l'économie,

est dite fibrine. — Le caractère de coagulation
appartient en propre à la fibrine telle qu'elle est
dans nos humeurs, comme la couleur jaune aux
principes gras, etc. Il est aussi vain de rechercher
le pourquoi de ce fait que de chercher pourquoi la
fibrine existe, pourquoi le sulfate de cuivre est
bleu, etc. »

Dans ses *Nouvelles études sur les substances albumi-*
noïdes..., 1856, Denis fait remarquer que la fibrine
pure ne saurait exister dans le sang circulant, car
elle y est insoluble. Il admet l'existence d'un corps
qui y serait dissous grâce aux sels, et qui se trans-
formerait en fibrine au contact de l'air. Admettant
que le rapport de la quantité de fibrine concrète à
la quantité de fibrine dissoute dans le sang après
dépôt de la fibrine concrète est comme 1 est à 4,
il suppose que cette substance sérofibrineuse
nécessite pour se dissoudre 1/5 de sels en moins
que la fibrine. Lorsque ce corps est transformé, il
s'en dépose 1/5 sous forme de fibrine insoluble,
tandis que les 4/5 peuvent rester dissous dans le
sérum grâce aux sels qui tenaient en solution la
sérofibrine.

En 1858, Denis présente à l'Académie des
sciences son *Mémoire sur le sang considéré quand il*
est fluide, pendant qu'il se coagule et lorsqu'il est coa-
gulé.

« Après avoir séparé, dit-il, le plasma des globules à l'aide d'une solution de sulfate de soude,
je me suis livré sur lui à des recherches qui m'ont
conduit à la découverte de la substance albuminoïde origine de la fibrine, substance que je préci-

pite du plasma en le saturant avec du chlorure de
sodium. Dissoute dans l'eau, elle donne après
10 minutes au plus un coagulum incolore et transparent de fibrine; mais une partie de cette fibrine
reste en dissolution. La transformation de la plasmine en fibrine concrète et en fibrine dissoute
s'opère avec de semblables résultats dans le
sang... »

Denis appelle cette substance *Plasmine*, parce
que, dit-il, cette substance, qui a la propriété de
déterminer la coagulation du sang en s'y solidifiant
sans l'intervention d'aucune cause appréciable,
joue probablement dans le corps vivant le rôle le
plus important qu'ait à remplir le plasma où elle
existe en solution. (DENIS, *Sur la plasmine : C. R.
de l'Acad. des sciences.*

Denis prépare en général la plasmine du sang
humain :

« Je remplis de sang, lors de la saignée d'un sujet
le moins malade possible, un vase dont le septième
de la capacité est occupé par une solution saturée
de sulfate de soude, ayant soin qu'elle se mêle
complètement au fluide sanguin, à mesure qu'il
arrive dans le vase. Après quelques heures, les
globules sont tous précipités, et le plasma, sans
traces de coagulation, se trouve en entier placé
au-dessus de ces corpuscules. Il ressemble au
sérum ordinaire, mais il n'en a que l'apparence,
car, jeté dans dix parties d'eau, celle-ci se prend
en une seule masse après 10 minutes, plus ou
moins, comme cela fût arrivé au sang sans l'intervention du sulfate de soude, etc.... En saturant avec

le chlorure de sodium le plasma qu'on a dégagé
de ses globules et rendu incoagulable, puis qu'on
a ensuite décanté au moyen d'une pipette, on en
précipite ainsi immédiatement toute la plasmine,
cette substance étant insoluble dans une solution
saturée de sel commun. Il faut, pour bien opérer,
répandre sur le plasma peu à peu de petites doses
de sel, en ayant soin de n'en employer de nouvelles
qu'après la dissolution des premières effectuée à
l'aide d'un léger mouvement produit avec une spatule. Le plasma devient bientôt trouble, puis blanc
jaunâtre, et il finit par avoir l'aspect d'une crème
claire par un dépôt de grumeaux blancs et légers,
qui, d'abord près de la surface du liquide, occupent
ensuite sa masse entière. Il suffit à ce moment,
pour avoir la plasmine pure, de jeter le tout sur un
filtre, et de laver ce qui reste sur le papier avec
une solution saturée de chlorure de sodium tant
qu'elle passe colorée en jaune. Quand cette substance est égouttée, elle forme sur le papier une
pâte molle, blanche, due à la réunion d'une quantité infinie de molécules.... La plasmine ainsi
obtenue est soluble dans l'eau... : je suis porté à
présumer que telle qu'on l'obtient isolée, c'est au
sel commun qu'elle doit sa solubilité. D'après celá,
elle ne serait également liquide dans le plasma que
par l'intermédiaire des sels particuliers à cette
partie du sang... Mais la propriété la plus remarquable qu'offre la plasmine dissoute dans l'eau, et
qui la caractérise essentiellement, c'est celle de se
coaguler spontanément en disparaissant pour faire
place à de nouvelles substances albuminoïdes. Elle

se transforme ou se métamorphose en fibrine modifiée concrète d'une part, et, de l'autre, en fibrine pure dissoute.

« Comme il n'est pas toujours possible de se procurer du sang de l'homme dès qu'il s'échappe de la veine du bras, condition première du procédé de préparation, des chimistes et des physiologistes ont eu recours au sang des animaux en suivant mes prescriptions. Mais ils se sont bientôt aperçus que celui qu'ils avaient recueilli ne se comporte pas comme je l'ai indiqué pour le sang de l'homme, et qu'en agissant ainsi que je le recommande on n'en retire cependant point de plasmine. D'où l'opinion que j'avais été induit en erreur... J'ait fait subir quelques modifications à mon procédé, pour le rendre applicable à la séparation de la plasmine d'un sang d'animal.

« Retirée du sang de veau, de bœuf, de mouton, cette substance est soluble dans l'eau, mais c'est peut-être au chlorure de sodium qu'elle doit sa solubilité. Il est possible de la déssécher à 40° sans l'altérer. Tenue à 100° un seul instant encore humide..., elle cesse d'être soluble dans l'eau. Quand elle a été dissoute avec précaution, en l'écrasant encore humide, et l'agitant jusqu'à disparition dans 15 à 20 parties d'eau froide, le tout se prend en une masse solide après un certain nombre de minutes. Il en résulte une gelée ferme, incolore, transparente, adhérente au vase, qu'on peut presser dans un linge, et réduire en une matière filamenteuse qui consiste en de la fibrine telle qu'on la retire du sang artériel. » (DENIS, *Sur la plasmine*, *substance albuminoïde qui donne au sang la faculté de se coaguler spontanément : C. R. de l'Acad. des sciences, 1861.)*

La théorie de la coagulation de Denis peut se résumer ainsi : Il existe dans le sang circulant une substance albuminoïde dissoute, la plasmine, qu'on peut préparer en précipitant le plasma sulfaté par le sel marin. Dissoute dans l'eau, cette substance s'y coagule, donnant naissance à de la fibrine concrète et à de la fibrine soluble.

La coagulation serait donc un phénomène de dédoublement.

À cette théorie on peut faire une objection fondamentale : la fibrine soluble préexiste dans la plasmine. La plasmine est un mélange de fibrinogène et de sérumglobuline ; on sait en effet que le chlorure de sodium dissous à saturation dans le plasma précipite la totalité du fibrinogène et une partie de la sérumglobuline. La substance que Denis appelle fibrine dissoute est de la sérumglobuline ; elle était précipitée dans la plasmine : elle ne résulte pas d'une transformation, d'un dédoublement de cette dernière.

Ce n'est donc pas tant pour nous avoir fait connaître exactement les détails de la coagulation du sang que les travaux de Denis sont importants ; — leur importance tient à ce qu'ils ont prouvé que la fibrine ne préexiste pas dans le sang à l'état de fibrine, et que la coagulation du sang est le résultat d'un phénomène chimique et non pas seulement d'une modification physique.

Nous verrons ultérieurement que, conformément à la théorie de Denis, le phénomène chimique est un phénomène de dédoublement ; mais les termes de ce dédoublement ne sont pas ceux qu'avait cru apercevoir Denis ; nous verrons en outre qu'un agent déterminant doit intervenir pour provoquer cette action chimique, en d'autres termes que la coagulation est un phénomène de fermentation chimique.

CHAPITRE VI

RECHERCHES D'ALEXANDER SCHMIDT (DE DORPAT). FIBRINOGÈNE, SUBSTANCE FIBRINOPLASTIQUE, FIBRINFERMENT.

En 1831, Andrew Buchanan annonça pour la première fois qu'en ajoutant aux liquides d'ascite, de pleurite, d'hydrocèle, la liqueur obtenue en exprimant le caillot sanguin, on obtenait un coagulum semblable à celui qui se forme spontanément dans le sang. Il ne tarda pas à reconnaître que cela ne tenait pas à la matière colorante du sang, car le sérum absolument clair produit le même résultat. Buchanan publia ces expériences en 1845. Il fit remarquer alors que l'opinion communément répandue que la fibrine a une tendance naturelle à coaguler spontanément est une opinion erronée. Ses expériences prouvent, tout au contraire, que la fibrine n'a aucune tendance à coaguler, de sorte

que le sang et autres liquides organiques qui semblent coaguler spontanément ne coagulent que
parce qu'ils contiennent avec la fibrine d'autres
substances·capables de produire la coagulation de
la fibrine.

Les physiologistes admettent généralement que
les liquides des sérosités sont analogues au plasma
sanguin, que c'est du plasma transsudé. Comment
concilier cette manière de voir avec l'opinion de
ceux qui admettent que le plasma sanguin est spontanément coagulable? Le sang renferme donc des
éléments que ne renferme pas le liquide d'hydrocèle, capables d'en provoquer la coagulation.

Quels sont ces éléments? Buchanan constata que
le caillot sanguin lavé (*washed blood clot*) provoque
la coagulation des liquides de transsudat. Il obtenait ce caillot lavé en mélangeant une partie de
sang sortant de la veine avec six à dix parties d'eau,
agitant pendant quelques minutes, laissant reposer
24 heures, filtrant et lavant à l'eau ce qui restait
sur le filtre. Une petite portion de ce caillot lavé
réduite en fragments et introduite dans le liquide
d'hydrocèle en provoque rapidement la coagulation.
Ce caillot lavé conserve pendant des mois son
activité, surtout si on le conserve en·présence d'un
peu d'alcool.

Le caillot lavé est un mélange de fibrine, de globules rouges et de globules blancs. Buchanan pensa
que le caillot lavé devait sa remarquable propriété
coagulante à ces derniers éléments. Il démontra en
effet que la couenne du sang de cheval, très riche
en globules blancs, fait coaguler très rapidement

les transsudats, et que les parties supérieures du caillot rouge, qui sont les plus riches en globules blancs, sont aussi celles qui possèdent le pouvoir coagulant le plus énergique. (BUCHANAN, *On the coagulation of blood and other fibriniferous liquids*, 1845.) Ces faits, établis avant 1845 par Buchanan, étaient ignorés des physiologistes à l'époque où Schmidt commença ses importantes études sur la coagulation du sang.

Alexander Schmidt étudie l'influence du sang défibriné sur les liquides qui ne coagulent que lentement, comme la lymphe et le chyle. Il constate que la coagulation est considérablement accélérée : du chyle recueilli dans le canal thoracique d'un cheval, ne coagulant pas en moins de 25 minutes, coagule en 2 à 3 minutes lorsqu'il est additionné d'un tiers de son volume de sang défibriné de cheval ; du chyle de chien, ne coagulant spontanément qu'en 1 heure et demie, coagule en quelques minutes après addition de sang de cheval. Si l'on ajoute au chyle non plus du sang exprimé du caillot, mais du sérum parfaitement clair, débarrassé même de tout élément cellulaire par filtration à travers une membrane animale, on provoque, bien que moins nettement, une accélération de la coagulation de ce liquide.

Expérimentant ensuite sur des liquides ne coagulant pas spontanément, les transsudats séreux, le liquide d'hydrocèle par exemple, Alex. Schmidt montre, comme l'avait déjà fait Buchanan, que le sang, la lymphe, le chyle défibrinés en déterminent la coagulation.

Le sang, la lymphe, le chyle renferment donc une substance capable de déterminer dans les liquides fibrineux une coagulation; ils renferment une substance fibrinoplastique.

Quelle est la nature de cette substance fibrinoplastique? Est-ce un gaz? Non, car le sang débarrassé de ses gaz conserve sa propriété fibrinoplastique. Est-ce un corps solide? Non, car le sérum filtré à travers une membrane animale peut encore provoquer la coagulation du liquide d'hydrocèle. C'est donc une substance dissoute dans le sérum. Cependant Schmidt croit que cette substance dérive des globules sanguins; il fait en effet remarquer qu'une goutte de sang défibriné est au moins 5 à 20 fois plus active qu'une goutte de sérum.

Cette substance fibrinoplastique, pensait Schmidt, pourrait être l'hématocristalline, la matière colorante du sang; car les cristaux de sang, ou leur solution, produisent rapidement la coagulation des transsudats.

En résumé, tous les liquides capables de coaguler contiennent une substance fibrinogène; les uns, coagulant spontanément, contiennent en outre une substance qui est la cause de la coagulation; les autres, non spontanément coagulables, ne contiennent pas cette seconde substance, sur la nature de laquelle Schmidt ne se prononce pas catégoriquement dans son premier travail. (AL. SCHMIDT, *Ueber den Faserstoff und die Ursachen seiner Gerinnung. Arch. f. Anat. und Physiol.*, 1861.)

Dans un second travail, Schmidt montre que la substance fibrinoplastique n'est pas, comme il l'avait

un moment supposé, la matière colorante du sang.
Sans doute les cristaux du sang peuvent faire coaguler le liquide d'hydrocèle, mais c'est parce qu'ils
ne sont pas purs. Si en effet on dissout ces cristaux
dans l'eau, et si on fait traverser cette solution par
un courant de gaz carbonique, on produit un précipité blanc amorphe facile à séparer du liquide
rouge ; le précipité provoque la coagulation des liquides fibrineux, le liquide rouge est absolument
inactif. En étudiant la nature de ce précipité, on
constate sans peine que c'est de la globuline. La
substance fibrinoplastique, la globuline active, serait originairement dans les globules, d'où elle passe-
rait par diffusion dans le plasma ou dans le sérum.

Les liquides spontanément coagulables, comme
le sang, contiendraient la substance fibrinogène et
la substance fibrinoplastique ; les liquides non
spontanément coagulables, comme le liquide d'hydrocèle, contiendraient seulement la substance fibrinogène. On peut dès lors, d'après Schmidt, préparer
le fibrinogène pur en traitant par le gaz carbonique
un liquide de transsudat dilué, et la substance fibrinoplastique pure en traitant de même le sérum sanguin. (AL. SCHMIDT, *Weiteres über den Faserstoff und
die Ursachen seiner Gerinnung. Arch. f. Anat. und
Physiol.*, 1862.)

Brücke s'éleva contre cette interprétation des
faits établis par Schmidt. Sans doute, il faut pour
provoquer la coagulation des liquides de transsudat
une substance fibrinoplastique ; mais cette substance
n'est pas la paraglobuline préparée par Schmidt,
c'est une impureté entraînée par le précipité de

paraglobuline. Il appuie sa manière de voir sur les deux considérations suivantes : La paraglobuline isolée et purifiée a un pouvoir fibrinoplastique infiniment plus faible que le sang défibriné dont elle provient ; la paraglobuline est d'autant moins active que le sérum dont elle a été précipitée est plus étendu. (BRÜCKE, *Ueber das Verhalten einiger Eiweisskörper gegen Borsäure. Sitzber. d. k. Akad. zu Wien*, 1867.)

Alex. Schmidt reprit alors ses recherches sur la coagulation du sang ; il étudia avec le plus grand soin la substance fibrinogène et la substance fibrinoplastique, et montra notamment que, contrairement à l'opinion soutenue par Brücke, cette dernière substance ne devait pas être confondue avec la sérumalbumine. Cette étude lui permit de reconnaître que certains liquides de transsudats séreux renferment les deux générateurs de la fibrine, contrairement à ce qu'il avait cru autrefois. Or ces liquides ne coagulent pas spontanément. Il put se convaincre par conséquent que la coagulation ne peut s'accomplir que s'il y a avec la substance fibrinogène et la substance fibrinoplastique une troisième substance agissant à la façon des ferments solubles, entraînée avec la substance fibrinoplastique lorsqu'on précipite cette dernière dans le sérum sanguin.

Alex. Schmidt avait d'ailleurs aussi remarqué qu'il est très difficile d'obtenir une coagulation en mélangeant deux solutions de fibrinogène et de substance fibrinoplastique purifiées. La préparation et la purification de ces substances enlèvent donc quelque chose qui intervient dans le phénomène de la coagulation. Ce quelque chose est un ferment soluble.¹ On le prépare d'après le procédé général de préparation des ferments solubles : on précipite le sérum sanguin par 15 à 20 volumes d'alcool fort ; on laisse l'alcool en contact avec le précipité pendant quinze jours pour assurer la coagulation des substances albuminoïdes ; on jette sur le filtre ; on dessèche le précipité sur l'acide sulfurique, on le pulvérise et on l'épuise à l'eau froide. On obtient ainsi une liqueur qui, mélangée aux solutions de fibrinogène et de substance fibrinoplastique, ou qui, additionnée aux liquides de transsudats séreux non spontanément coagulables, en assure la coagulation rapide.

La substance active de cette liqueur est un ferment soluble pour les raisons suivantes :

1° De petites quantités de cette substance donnent dans un liquide coagulable les mêmes quantités de fibrine que si on emploie de fortes quantités de cette substance ; seulement la durée de la coagulation varie.

2° La puissance d'action de cette substance, c'est-à-dire la rapidité de la coagulation, atteint son maximum à la température du corps ; elle est détruite par l'ébullition, elle est suspendue à 0°.

3° Si on produit dans un liquide un coagulum de fibrine, et si on sépare la fibrine par filtration, le liquide filtré peut encore provoquer une nouvelle coagulation.

Lorsqu'on prépare la substance fibrinoplastique par dilution et acidification du sérum, ou par précipitation par le chlorure de sodium à saturation, on entraîne dans le précipité le ferment de la coagulation. C'est pour cela que la substance fibrinoplastique ainsi préparée permet de faire coaguler les liquides de transsudat. Brücke avait donc raison d'attribuer la propriété fibrinogénique à des impuretés de la substance fibrinoplastique; mais il avait tort de croire que cette substance fibrinoplastique n'a pas d'action dans la coagulation. La substance fibrinoplastique est nécessaire à la coagulation; elle intervient pondéralement; la quantité de fibrine produite dépend de la quantité de substance fibrinoplastique en solution dans la liqueur coagulable. (Al. Schmidt, *Neue Untersuchungen über die Faserstoffgerinnung. Pflüger's Arch.*, 1872, p. 413.) Si, à des quantités égales de transsudats séreux ou de plasma sanguin, on ajoute des quantités croissantes de substance fibrinoplastique, et si, après coagulation, on pèse la fibrine formée, on constate que la quantité de fibrine augmente avec la quantité de substance fibrinoplastique ajoutée, sans que toutefois il y ait proportionnalité. Le tableau suivant en donne un exemple : à un certain volume de liquide de transsudat (hydrocèle) ne contenant pas de substance fibrinoplastique, on ajoute :

a. — 0gr,462 de sulfate fibrinopl., on a :	0,087 fibrine.
b. — 0gr,924	—	—	—	0,098	—
c. — 1gr,386	—	—	—	0,100	—
d. — 1gr,848	—	—	—	0,110	—

(Al. Schmidt, *Ueber die Beziehung der Faserstoff-*

gerinnung zu den körperlichen Elementen des Blutes. Pflüger's Archiv., XI, p. 291.)

Enfin, Al. Schmidt montra la nécessité de sels pour la coagulation du sang. Nous reviendrons plus tard sur ce point particulier en étudiant la théorie d'Arthus et Pagès.

En résumé, pour Al. Schmidt la coagulation du sang doit se comprendre de la façon suivante : le fibrinogène et la substance fibrinoplastique sont les matériaux aux dépens desquels se forme la fibrine. Un ferment, le fibrinferment, doit être considéré comme la cause déterminante de ce phénomène. Enfin les liqueurs dans lesquelles on fait agir le ferment sur les générateurs de la fibrine doivent contenir certains sels.

D'où proviennent le fibrinogène, la substance fibrinoplastique, le fibrinferment? Du plasma ou des globules ?

Le fibrinferment ne provient pas des globules rouges pour les raisons suivantes : 1° il existe des liquides sans globules rouges, tels que la lymphe, le chyle, spontanément coagulables après la sortie du corps, dont le sérum donne du fibrinferment par précipitation par l'alcool, dessication dans le vide et dissolution dans l'eau; 2° le plasma de cheval, débarrassé de ses globules rouges par le repos à froid, ou par centrifugation à froid, coagule et donne un sérum qui contient du ferment.

Le fibrinferment ne provient pas du plasma sanguin pour les raisons suivantes: 1° les liquides de transsudat peuvent être considérés comme du plasma transsudé; ils ne contiennent pas de fibrinferment; 2° le sang de cheval refroidi aussitôt après sa prise, maintenu au repos à 0°, laisse surnager un plasma qu'on peut débarrasser de ses éléments en suspension par filtration à 0°. Ce liquide parfaitement clair coagule très lentement et très difficilement ; sa teneur en fibrinferment est extrêmement faible. (On peut rappeler ici une expérience de Frédéricq tendant à faire la même démonstration : une jugulaire de cheval suspendue verticalement a laissé déposer ses globules ; le plasma retiré de la partie supérieure du vaisseau est resté dans certains cas parfaitement incoagulable.)

Ce sont les globules blancs qui sont les éléments producteurs du fibrinferment.

Ils se trouvent dans tous les liquides spontanément coagulables : sang, lymphe, chyle ; les transsudats sont spontanément coagulables quand ils contiennent ces éléments blancs.

Si on refroidit du sang de cheval, et si, après que le dépôt des globules est achevé on le laisse se réchauffer, on voit les filaments fibrineux se produire d'abord au voisinage de la couche des globules blancs.

Si on prépare le ferment par la méthode de Schmidt au moyen du sang de cheval, on constate qu'on obtient des préparations très actives avec la couche des globules blancs, et des préparations moins actives avec les autres couches, ces dernières préparations étant d'autant plus actives que la matière dont on s'est servi a été prise plus près de cette couche des globules blancs.

De ces faits, nous pouvons conclure que le fibrinferment est produit par les globules blancs extraits des vaisseaux sanguins.

La substance fibrinoplastique proviendrait aussi des globules blancs. Jamais Al. Schmidt n'a pu obtenir un plasma ne contenant pas de substance fibrinoplastique, il admet que celle-ci sort très rapidement des globules dans le sang extrait. Mais il a constaté que le plasma filtré, c'est-à-dire débarrassé de globules blancs, donne moins de fibrine que le plasma non filtré, et comme il a démontré que la quantité de fibrine produite dépend de la quantité de substance fibrinoplastique dissoute, il conclut que les globules blancs exsudent cette substance fibrinoplastique. Au contraire, la substance fibrinogène, au moins chez les mammifères, serait en totalité dissoute dans le plasma. (AL. SCHMIDT, *Ueber die Beziehung der Faserstoffgerinnung zu den farblosen Elementen des Blutes. Pflüger's Archiv.*, XI, p. 515.)

Nous ne discuterons pas ces opinions d'Al. Schmidt ; nous admettrons comme lui que le fibrinogène est en solution dans le plasma, que le fibrinferment provient des globules blancs ; mais nous ne croyons pas que la substance fibrinoplastique soit exsudée par les globules : nous la considérerons comme dissoute dans le plasma sanguin au même titre que la substance fibrinogène.

Al. Schmidt a poursuivi ses recherches sur la coagulation du sang, mais a fait surtout porter ses études sur la nature et le mode de production du fibrinferment. Nous ne nous arrêterons pas à développer cette partie de l'œuvre du physiologiste de

Dorpat, la considérant comme ne rentrant pas dans le cadre de cet ouvrage.

Les théories d'Al. Schmidt ont été attaquées par Olof Hammarsten qui s'est efforcé, victorieusement à notre avis, de démontrer que la substance fibrino-plastique n'intervient pas dans le phénomène de la coagulation.

CHAPITRE VII

RECHERCHES D'OLOF HAMMARSTEN
THÉORIE DU DÉDOUBLEMENT

Al. Schmidt admet que la substance fibrino-plastique joue un rôle capital, nécessaire, dans les phénomènes de coagulation. Cette opinion repose sur les deux faits suivants : il y a des transsudats qui ne coagulent pas par simple addition de ferment, mais qui coagulent par addition de ferment et de paraglobuline ; — lorsqu'à un liquide fibrineux, on ajoute à la fois le ferment et la paraglobuline, on obtient une quantité de fibrine qui peut être six fois plus considérable que lorsqu'on ajoute simplement le ferment.

Hammarsten cherche s'il n'existe pas quelque substance autre que la paraglobuline capable d'agir comme cette dernière. Le chlorure de calcium, par exemple, peut-il agir sur la coagulation de la fibrine comme il agit sur la caséification de la caséine ? Oui, répond Hammarsten. Lorsqu'on additionne un transsudat de ferment et de chlorure de calcium, la coagulation est considérablement accélérée et la quantité de fibrine produite considérablement augmentée : dans certains cas, elle est six fois plus grande. En outre, certains liquides d'hydrocèle, ne coagulant pas par l'action du ferment seul, coagulent par l'action réunie du ferment et du chlorure de calcium. On pourrait donc donner au chlorure de calcium le nom de substance fibrinoplastique avec autant de raison qu'à la paraglobuline.

On peut arriver encore au même résultat avec la caséine, non pas avec la caséine préparée directement en partant du lait, mais avec une caséine rendue plus soluble par des éléments du sérum. Hammarsten a pu préparer cette caséine douée de propriétés fibrinoplastiques en dissolvant de la caséine dans un sérum débarrassé de paraglobuline, en la précipitant par l'acide acétique et en la redissolvant dans une solution de chlorure de sodium (où elle est facilement soluble après ce traitement). Cette caséine agit sur la coagulation des liquides d'hydrocèle comme la paraglobuline et comme le chlorure de calcium.

Enfin, lorsqu'on neutralise les transsudats par l'acide sulfurique ou par l'acide chlorhydrique dilués, on rend leur coagulation plus rapide pour une même quantité de fibrinferment, on augmente la proportion de fibrine qu'ils déposent. Tel liquide d'hydrocèle qui ne coagulait pas par addition de ferment seul est rendu par la neutralisation facilement coagulable. L'acide employé pour neutraliser le liquide d'hydrocèle serait par conséquent aussi une substance fibrinoplastique.

Cet ensemble de faits rend peu vraisemblable l'importance du rôle attribué par Al. Schmidt à la paraglobuline dans les phénomènes de coagulation. Hammarsten complète sa démonstration en prouvant qu'on peut obtenir de la fibrine en faisant agir sur une solution de fibrinogène absolument débarrassé de paraglobuline une solution de ferment ne contenant pas de paraglobuline. Nous avons indiqué précédemment comment, en partant du plasma magnésien de cheval et en le précipitant par un égal volume d'une solution saturée de chlorure de sodium on peut obtenir un fibrinogène pur ne contenant pas trace de paraglobuline.

Les solutions de fibrinferment ne contenant pas de paraglobuline sont préparées d'après le procédé suivant : on sature le sérum sanguin de sulfate de magnésie à la température de 30° ; on sépare par le filtre les globulines précipitées ; on laisse refroidir ; on enlève par filtration les cristaux de sulfate de magnésie qui se sont formés pendant le refroidissement. Le filtrat, étendu de neuf volumes d'eau, est additionné de soude jusqu'à formation d'un précipité floconneux persistant de magnésie. Ce précipité est rapidement lavé, fortement pressé, finement broyé dans l'eau, dissous par addition d'acide acétique étendu jusqu'à réaction neutre ou à peine acide, et la solution obtenue est dialysée. Cette solution, claire, jaunâtre, très riche en ferment, renferme encore de la sérumalbumine, mais pas de sérumglobuline. (HAMMARSTEN, *Ueber den Faserstoff und seine Entstehung aus dem Fibrinogen. Pflüger Arch.*, XXX.)

Une solution de fibrinogène ne contenant pas de paraglobuline, additionnée de cette solution de ferment, coagule très vite en une masse solide ayant les propriétés de la fibrine du sang ou du plasma.

On ne saurait donc dire que la fibrine résulte de la combinaison du fibrinogène et de la paraglobuline ; cette dernière substance n'intervient pas nécessairement dans la production de fibrine. (HAMMARSTEN, *Untersuchungen über die Faserstoffgerinnung. Maly's Jahresb*, 1875, p. 19.)

Il y a plus : on peut préparer des solutions d'une paraglobuline ayant toutes ses propriétés typiques, complètement dépourvues du pouvoir fibrinoplastique.

Prenant des liquides d'hydrocèle, surtout ceux ne contenant presque pas de fibrinogène, Hammarsten en précipite par dilution et gaz carbonique la paraglobuline (cette paraglobuline typique coagule à 67°-75° et précipite partiellement par le chlorure de sodium à saturation), et constate que cette paraglobuline n'a aucune action au point de vue de la coagulation de la fibrine. (HAMMARSTEN, *Ueber das Paraglobulin. Pflüger's Archiv.*, XVIII.)

Enfin, si la paraglobuline se combinait au fibrinogène pour former de la fibrine, ou si la paraglobuline intervenait d'une manière quelconque pour augmenter la quantité de fibrine produite, on devrait toujours constater que la quantité de fibrine est supérieure à la quantité de fibrinogène employé, puisque, d'après Schmidt lui-même, le fibrinogène passe en entier dans la fibrine. Or la quantité de fibrine produite est toujours plus petite que la quantité de fibrinogène qui lui a donné naissance. Sans doute cette observation est sujette à certaines objections, car, comme l'a dit Plosz, la fibrine n'est pas absolument insoluble et une partie de la fibrine produite aurait pu être redissoute ou rester en solution. (HAMMARSTEN, *Untersuchungen über die Faserstoffgerinnung. Maly's Jahresb*, 1875, p. 19.)

Il est cependant des cas où la redissolution de la fibrine n'a pas lieu, et cependant sa quantité est moindre que celle du fibrinogène dont elle provient : la fibrine ne représente que 60 à 80 p. 100 du fibrinogène.

Frédéricq a fait la même démonstration en pesant le coagulum produit par une température de 56° dans un plasma de cheval (veine jugulaire) et la fibrine produite par le même plasma. Bien que le coagulum à 56° ne représente, comme l'a montré Hammarsten, qu'une fraction du fibrinogène, la quantité de fibrine est toujours moindre que celle de ce coagulum. Dans une expérience, le poids du coagulum à 56° était de $0^{gr},430$ pour 100 cc. de plasma ; le poids de fibrine était $0^{gr},375$ pour 100 cc. de plasma. (FRÉDÉRICQ, *Recherches sur la constitution du plasma sanguin*, 1878, p. 30.)

Arthus, dans des expériences non encore publiées, différentes de celles de Frédéricq, a trouvé les poids suivants de coagulum à 56° et de fibrine.

I	Coagulum à 56°	$0^{gr},412$
	Fibrine	$0^{gr},345$
II	Coagulum à 56°	$0^{gr},353$
	Fibrine	$0^{gr},296$
III	Coagulum à 56°	$0^{gr},323$
	Fibrine	$0^{gr},254$

Pour toutes ces raisons, nous rejetterons avec Hammarsten la théorie proposée par Al. Schmidt. Non, la paraglobuline n'est pas nécessaire à la coagulation des liquides fibrineux. Non, la paraglobuline ne se combine pas au fibrinogène pour produire de la fibrine. Non, le fibrinogène ne prend pas part en totalité à la formation de la fibrine.

Cependant il faut bien reconnaître que la paraglobuline exerce, au moins dans certaines circonstances, une action très nette sur la coagulation ; elle peut en permettre l'accomplissement dans certains liquides d'hydrocèle, elle peut la hâter, elle peut augmenter la proportion de fibrine produite. Quelle est cette action de la paraglobuline ?

Ayant remarqué qu'on peut retirer des liquides d'hydrocèle non coagulables par addition de ferment, et par les procédés ordinaires de préparation du fibrinogène une substance qui, redissoute dans l'eau légèrement salée, coagule bien par addition de fibrinferment, Hammarsten pensa que le liquide d'hydrocèle pouvait, dans certains cas au moins, contenir des substances capables d'empêcher la coagulation. Ces substances sont des alcalis ou des sels. Le rôle que peuvent jouer à cet égard les alcalis est bien mis en évidence par ce fait que les liquides de transsudat qui ne coagulent pas par addition de fibrinferment peuvent coaguler après neutralisation. Le rôle des sels est mis en évidence par l'expérience suivante : un liquide d'hydrocèle coagulant par addition de fibrinferment peut toujours être rendu incoagulable par cet agent au moyen de l'addition d'une quantité convenable de chlorure de sodium (moins de 1 p. 100). Hammarsten pense que ces faits peuvent expliquer le mode d'action de la paraglobuline dans la coagulation : sans aucun doute, l'affinité de la paraglobuline pour les alcalis et les sels, agents dissolvants de la fibrine, permet de comprendre pourquoi un transsudat fibrineux abandonne plus de fibrine s'il a été additionné de fibrinferment et de paraglobuline que s'il n'a reçu que du fibrinferment. Ce n'est pas en réalité la quantité de fibrine produite, c'est seulement la quantité de fibrine précipitée qui augmente lorsqu'on ajoute aux liquides fibrineux un acide neutralisant, de la paraglobuline, du chlorure de calcium, de la caséine impure : ces substances neutralisent l'action des agents dissolvants de la fibrine que renferme le liquide fibrineux.

La théorie de Schmidt se trouve ainsi renversée ; Hammarsten lui substitue la théorie du dédoublement.

La quantité de fibrine produite est toujours plus faible que la quantité de fibrinogène : ce point extrêmement important à établir résulte des expériences d'Hammarsten. Le tableau suivant en donne quelques exemples :

Quantité de fibrinogène.	Quantité de fibrine.	Rapport.
0,2345	0,1555	0,663
0,3445	0,2950	0,856
0,117	0,071	0,607
0,299	0,2285	0,764
0,310	0,201	0,648
0,345	0,239	0,692
0,318	0,221	0,695
0,288	0,271	0,941

Quantité de fibrinogène.	Quantité de fibrine.	Rapport.
0,310	0,204	0,658
0,318	0,227	0,714
0,288	0,234	0,812

La quantité de fibrine précipitée est donc toujours plus petite que celle du fibrinogène employé; mais il est étonnant de voir de si grandes oscillations dans la valeur du rapport de la fibrine engendrée au fibrinogène générateur.

Une partie du fibrinogène ou un produit de dédoublement de ce corps reste donc en solution. Lorsqu'on opère en effet avec des solutions de fibrinogène pur, on retrouve dans le sérum une substance albuminoïde. Ce sérum n'est modifié ni par addition de sérum sanguin, ni par addition de paraglobuline, ni par addition de ferment; il ne coagule pas à 56°, ce n'est que vers 64° qu'il fournit un coagulum floconneux. Cette substance qui n'est pas du fibrinogène appartient au groupe des globulines: elle peut-être préparée en partant de ce sérum artificiel par précipitation par le chlorure de sodium ou le sulfate de magnésie à saturation.

Cette globuline a été analysée et comparée au fibrinogène et à la fibrine. Dans ce but, Hammarsten précipite cette globuline du sérum artificiel par le chlorure de sodium solide, la lave avec une solution saturée de chlorure de sodium, la redissout dans l'eau et la débarrasse par dialyse de la plus grande partie de son chlorure de sodium; il la précipite ensuite par l'alcool, la lave à l'alcool et à l'éther et la dessèche à 110°-120°. L'analyse élémentaire a donné pour cette globuline :

$$C - 52,70 \text{ p. } 100.$$
$$H - 6,98 -$$
$$Az - 16,07 -$$

La composition de la fibrine est :

$$C - 52,68 \text{ p. } 100.$$
$$H - 6,83 -$$
$$Az - 16,91 -$$

Celle du fibrinogène est :

$$C - 52,93 \text{ p. } 100.$$
$$H - 6,90 -$$
$$Az - 16,66 -$$

La pauvreté en azote de la globuline du sérum artificiel suffirait à elle seule pour démontrer qu'elle n'est ni du fibrinogène non transformé, ni de la fibrine dissoute.

On en a une autre preuve dans le fait suivant : les liquides qui contiennent du fibrinogène même en très petite quantité coagulent, ou tout au moins louchissent à 56° : ces sérums artificiels relativement riches en globulines ne louchissent pas à 56°. Ce qui reste en solution n'est donc pas du fibrinogène. Les études de Green, de Limbourg, d'Arthus, ont démontré que les solutions de fibrine donnent également un coagulum ou un louche à 56° ; le sérum artificiel ne contient donc pas de fibrine en solution ; sa substance albuminoïde est une substance de nouvelle formation.

Cette globuline se retrouve-t-elle dans les solutions naturelles de fibrinogène coagulées ? se rotrouve-t-elle dans le sérum sanguin? Oui, répond Hammarsten. On peut retirer cette substance du sérum du sang. Le sérum est saturé de chlorure de sodium, le précipité de globulines est lavé avec la solution saturée de chlorure de sodium, puis redissous par l'eau, et reprécipité par le chlorure de sodium en nature. Finalement le précipité est redissous dans l'eau et la solution est traitée par une solution saturée de chlorure de sodium jusqu'à ce que le louche produit reste fixe. On obtient ainsi un précipité floconneux qui renferme surtout cette globuline coagulable à 64° avec un peu de paraglobuline.

La formation de la fibrine serait donc un phénomène de dédoublement. Nous avons vu le fibrinogène subir sous l'influence d'une température de 56° un dédoublement en deux substances coagulées, l'une à 56°, l'autre à 64°, les deux substances produites différant aussi par leur teneur en azote : le produit coagulant à 56° contient 16,93 p. 100 d'azote ; le produit coagulant à 64° en contient 16,25 p. 100. Le dédoublement qui se produit dans le phénomène de coagulation n'est pas le même que celui qui résulte de l'action d'une température de 56° : nous avons vu, d'après les expériences de Frédéricq et celles d'Arthus, que la quantité de fibrine produite est toujours très notablement inférieure à la quantité de coagulum à 56°.

L'inconstance du rapport de la fibrine au fibrinogène tendrait peut-être à faire écarter l'hypothèse pourtant si vraisemblable d'un dédoublement chimique. Nous avons présenté précédemment les

raisons qui nous conduisent à admettre ce dédoublement; des expériences nouvelles sont nécessaires
pour établir comment se fait ce dédoublement et
quelles sont les conditions qui modifient la valeur
du rapport des deux substances de dédoublement.

On se trouve par conséquent ramené à la conception ancienne de Denis; la coagulation résulte
de la production aux dépens d'un des éléments du
plasma de deux composés, l'un soluble, l'autre insoluble. (HAMMARSTEN, *Ueber den chemischen Verlauf
bei der Fibringerinnung. Maly's Jahresb f. Th.-Ch.,*
1882, p. 11.)

CHAPITRE VIII

THÉORIE D'ARTHUS ET PAGÉS
ROLE DES SELS DE CHAUX

Dans les pages précédentes, nous avons vu le rôle joué dans les phénomènes de coagulation par le fibrinogène, la sérumglobuline, le fibrinferment. Nous n'avons parlé que très incidemment de l'action des sels.

Al. Schmidt commence l'étude de cette question. Il montre que la production de fibrine en partant de ses générateurs (fibrinogène et sérumglobuline d'après sa théorie) se fait bien lorsque les deux substances sont employées dans leurs dissolvants naturels ; mais elle ne réussit pas bien lorsque les deux corps sont employés en solutions sodiques étendues. Il en conclut que les sels neutres sont nécessaires à la production de la fibrine.

Si l'on enlève par dialyse aux deux liquides qui, mêlés, donnent de la fibrine leurs sels solubles, si alors on dissout les deux précipités de globulines dans une solution étendue de soude, on n'obtient pas de fibrine ; — mais si on ajoute un peu du liquide diffusé et concentré par évaporation, on voit apparaître la fibrine. Schmidt semble croire que ce sont les sels alcalins qui interviennent ici, car les solutions sodiques des générateurs de la fibrine, ne donnant pas de coagulation, produisent de la fibrine lorsqu'on ajoute du chlorure de sodium en quantité telle que la solution soit à 1 p. 100. (AL. SCHMIDT, *Ueber die Beziehung der Faserstoffgerinnung zu den körperlichen Elementen des Blutes. Pflüger's : Archiv.*, XI, p. 291.)

Hammarsten reprit les expériences de Schmidt et arriva à une conclusion différente : il constata qu'on obtient de la fibrine par le mélange de solutions de fibrinogène et de solutions de sérumglobuline (intervenant par le ferment qu'elle a fixé) absolument débarrassées par dialyse du chlorure de sodium, ou plus exactement contenant moins de 0,001 p. 100 de chlorure de sodium. (HAMMARSTEN, *Untersuchungen über die s. g. Fibringeneratoren, den Faserstoff und die Gerinnung des Fibrinogens. Maly's Jahresb.*, 1876, p. 15.)

La conception de Schmidt n'est donc pas exacte. Cependant des sels sont nécessaires à la coagulation : ce sont les sels de chaux. Nous avons signalé précédemment les expériences d'Hammarsten sur la substitution possible du chlorure de calcium à la sérumglobuline comme agent fibrinoplastique : un liquide d'hydrocèle, ne coagulant pas par addition de fibrinferment seul, donne, après addition de chlorure de calcium plus de fibrine que s'il n'a pas été additionné de ce sel. D'après Hammarsten ce chlorure de calcium interviendrait en neutralisant l'action des agents dissolvants de la fibrine contenus dans les transsudats : le chlorure de calcium donnerait aux dépens des carbonates alcalins dissolvants contenus dans la liqueur du carbonate de calcium insoluble et du chlorure alcalin. (HAMMARSTEN, *Untersuchungen über die Faserstoffgerinnung : Maly's Jahresb. f. Th.-Ch.*, 1875, p. 19.)

En 1887 Green a trouvé que de petites quantités de sulfate de chaux dissous activent la coagulation de différentes sortes de plasma (*Journal of physiology*, VIII). Ringer et Sainsbury ont montré que d'autres sels calciques, ainsi que des sels de strontium et de baryum possèdent la même propriété (*Journal of physiology*, XI et XII).

Brücke a démontré depuis fort longtemps que les cendres de la fibrine contiennent toujours du calcium, du phosphate de calcium. Freund, s'appuyant sur cette observation, a été conduit à penser que le phosphate de chaux joue un rôle dans la coagulation. Il admet que c'est le passage à l'état insoluble du phosphate de chaux qui est la cause et la seule cause de la coagulation, sans qu'il soit besoin de faire intervenir un ferment quelconque. Dans le sang circulant, les sels calciques seraient contenus dans le plasma, les phosphates alcalins dans les globules; hors des vaisseaux, les globules laisseraient transsuder leurs phosphates solubles, d'où résulterait une précipitation de phosphate calcique entraînant mécaniquement la fibrine. Cette théorie qui ramène la formation de la fibrine à une simple précipitation physique, à un entraînement mécanique, qui ne tient aucun compte des expériences de Denis, d'Al. Schmidt, de Frédéricq, d'Hammarsten, était fondée sur l'observation suivante :

Les liquides de transsudats coagulés par le fibrinferment, séparés de la fibrine qu'ils ont produite, donnent une nouvelle proportion de fibrine lorsqu'on ajoute un peu de phosphate de soude, lequel sel détermine la production de phosphate de chaux aux dépens des sels solubles de calcium contenus dans le sérum du transsudat.

La théorie de Freund a été attaquée pár Strauch et par Arthus.

Strauch prenant des transsudats séreux non spontanément coagulables (transsudats péricardique, pleural, péritonéal du cheval) n'a jamais pu les faire coaguler en y ajoutant du chlorure de calcium et du phosphate mono, bi ou trisodique. Au contraire, ces liquides coagulent rapidement par addition de sérum sanguin de veau ou de fibrinferment. Si Freund avait cru observer des phénomènes autres, c'est que les liquides sur lesquels il opérait étaient spontanément coagulables : or on sait, comme l'a montré Schmidt, que les sels favorisent la coagution. (STRAUCH, *Controlversuche zur Blutgerinnungs theorie von D^r E Freund. Dorpat.*, 1889.)

Arthus a montré, d'autre part, qu'en déterminant dans un liquide de transsudat le dépôt de phosphate de chaux, on ne produisait pas de fibrine. Il met en suspension dans un liquide de transsudat non spontanément coagulable du phosphate de chaux et fait passer un courant de gaz carbonique : une partie

du phosphate de chaux est dissoute ; la liqueur filtrée, absolument claire, reste claire à la température
ordinaire ; mais si on la porte à 45° et si on la fait
traverser par un courant de gaz inerte, d'air par
exemple, on enlève le gaz carbonique dissolvant, et
on détermine la formation d'un précipité de phosphate de chaux. Dans ces conditions on n'observe
pas de formation de fibrine. — Si un dépôt de phosphate de chaux précédait et déterminait la formation de la fibrine, on pourrait toujours empêcher le
sang de coaguler en le saturant de gaz carbonique :
la quantité de sels calciques du sang est en effet
certainement trop faible pour pouvoir être précipitée
en présence d'une forte proportion de gaz carbonique dissous dans le sang. Sans doute le gaz carbonique retarde la coagulation du sang, mais jamais
il ne peut l'empêcher de se produire ; d'ailleurs il
ne retarde pas la coagulation du plasma séparé des
globules. (ARTHUS, *Recherches sur la coagulation du
sang*, 1890, p. 72.)

La théorie de Freund se trouve ainsi écartée.

Arthus et Pagès reprennent cette étude du rôle
des sels de chaux à la suite de leurs recherches
sur la caséification du lait par le labferment.

« Le caillot sanguin, présente mainte analogie
avec le caséum du lait, la coagulation du sang,
avec la caséification du lait. Dans les deux cas, il
y a une fermentation mettant un certain temps
pour s'accomplir ; dans les deux cas il se forme un
caillot massif qui peu à peu se rétracte en expulsant un sérum clair ; dans les deux cas la chaleur
du corps active le phénomène, et une température

basse le retarde ou l'empêche de se produire ; dans les deux cas enfin le produit caractéristique de la transformation, caséum et fibrine renferme toujours du calcium. Nous avons ainsi été conduit à rechercher si les sels de calcium étaient nécessaires à la formation du caséum. (ARTHUS, *Recherches sur la coagulation du sang*, Paris, 1890.)

« Nous avons recherché, disent Arthus et Pagès, si les agents capables d'empêcher la caséification du lait rendent le sang non spontanément coagulable. Nous avons à cet effet fait agir sur le sang les oxalates et fluorures alcalins. »

On reçoit dans 25 cc. d'une solution d'oxalate neutre de potasse à 1 p. 100 250 cc. de sang à sa sortie du vaisseau. Ce mélange, qui contient 1 gramme d'oxalate par litre de sang, reste indéfiniment non coagulé. La putréfaction apparaît dans ce liquide plus ou moins vite, suivant les conditions dans lesquelles il est conservé ; mais jamais il ne se montre de fibrine, ni avant ni après la putréfaction.

Lorsque la quantité d'oxalate employée est plus faible, ce sel peut ne pas empêcher la coagulation spontanée ; mais il en retarde toujours l'apparition. Il est ainsi possible de trouver pour un sang donné une quantité d'oxalate de potasse insuffisante pour empêcher la coagulation spontanée, mais suffisante pour la retarder pendant un temps assez long pour que le caillot sanguin présente la couenne fibrineuse incolore qui surmonte normalement le caillot du sang de cheval.

On peut remplacer l'oxalate de potasse par un autre oxalate de métal alcalin ou par un fluorure alcalin. Les quantités d'oxalate nécessaires sont toujours inférieures à 1 gramme pour 1 litre de sang; les quantités de fluorures, inférieures à 1^{gr},50. Au lieu d'employer les solutions d'oxalates ou fluorures à 1 p. 100, on peut se servir de solutions plus concentrées, de façon à étendre le liquide aussi peu que possible. On peut employer le sel pulvérisé, ce qui permet d'obtenir un sang non spontanément coagulable et non dilué.

Dans les expériences précédemment rapportées, le sang était reçu dans une solution d'oxalate ou de fluorure au sortir des vaisseaux. Il n'est pas nécessaire d'opérer ainsi. Le sang, reçu dans un vase quelconque et conservé pur jusqu'à un moment aussi rapproché que possible de celui où la coagulation doit se produire devient non coagulable par l'addition d'une quantité convenable d'oxalate ou de fluorure d'alcalis.

Bien plus, ces sels peuvent arrêter une coagulation déjà commencée. Ce fait est facile à mettre en évidence avec le sang de cheval ou avec le sang de chien étendu de plusieurs volumes d'eau, d'une façon générale avec toutes les liqueurs sanguines qui, pour une cause quelconque, ne coagulent pas brusquement. Ceci montre que des deux phénomènes essentiels de la coagulation du sang (formation du ferment et coagulation proprement dite), ce dernier seul est empêché par les oxalates et fluorures d'alcalis.

Les oxalates et fluorures d'alcalis n'empêchent pas la coagulation à la façon des sels neutres (chlorure de sodium, sulfate de magnésium, etc.). Ils agissent en effet à dose infiniment plus faible que les sels neutres. D'autre part, leur action dépend de leur quantité absolue : la dilution du sang oxalaté quelque grande qu'elle soit ne détermine jamais de coagulation fibrineuse.

Ces sels ne précipitent pas le fibrinogène, ni la paraglobuline, ni le fibrinferment; ils précipitent les sels de chaux. On peut dire que le sang ne peut coaguler que s'il contient des sels solubles de calcium; que les agents décalcifiants sont des agents anticoagulants.

Rendons aux sangs oxalatés ou fluorés leurs sels de chaux solubles, ces sangs redeviennent spontanément coagulables. Si à 20 cc. de sang oxalaté à 0,1 p. 100 on ajoute 2 cc. d'une solution à 1 p. 100 de chlorure de calcium on obtient à 20°-30°, en 6 ou 8 minutes un caillot tout à fait semblable au caillot normal tant au point de vue de son aspect, de sa consistance, que de sa rétraction.

Au lieu d'employer un sel de chaux on peut avoir recours à un sel de strontiane ; mais les sels de baryte et de magnésie sont incapables de rendre coagulables les sangs décalcifiés.

La fibrine ne se produit donc qu'en présence des sels de chaux ou de strontiane ; mais le fibrinferment ne modifie-t-il pas le fibrinogène dans les liqueurs dépouillées de ces sels, comme le labferment modifie la caséine des laits décalcifiés? Non, le fibrinogène n'est pas modifié dans les sangs décalcifiés : on peut l'en retirer pur, présentant toutes les propriétés du fibrinogène typique.

Quel rôle jouent donc les sels de chaux dans la

coagulation du sang ? Un double rôle. Ils permettent au fibrinferment de transformer le fibrinogène : toute liqueur décalcifiée est impropre à ces transformations ; le fibrinferment n'existe donc qu'en présence de sels de chaux. Ils prennent part à la constitution de la fibrine : la fibrine est un composé calcique.

La fibrine préparée très soigneusement et parfaitement lavée renferme toujours des cendres en proportions sensiblement constantes, et ces cendres sont surtout formées de composés calciques.

D'autre part, on peut, en ajoutant au sang oxalaté un excès de sel calcique, déterminer des coagulations partielles, la quantité de fibrine augmentant avec l'excès de sels de calcium. Pour faire cette expérience il faut par un artifice se débarrasser de l'excès d'oxalate contenu dans la liqueur sanguine afin de connaître très exactement la quantité de sel calcique qui est en solution dans le plasma. On y parvient de la façon suivante.

A 10 cc. de plasma oxalaté à 0,1 p. 100 on ajoute 2 cc. d'une solution de chlorure de magnésium : l'excès d'oxalate se trouve saturé par ce sel; l'oxalate de magnésium reste dissous dans le plasma sanguin, et l'on peut ajouter de faibles quantités de sels calciques sans provoquer de précipitation apparente d'oxalate de chaux. On ajoute alors soit 1 cc., soit 2 cc., soit 3 cc., etc., d'une solution de chlorure de calcium à 0,01 p. 100. Il se forme un coagulum fibrineux dans tous ces mélanges ; le liquide séparé du caillot ne produit plus de fibrine spontanément, mais en produit si on l'additionne encore

de sels calciques; en outre, la quantité de fibrine
produite augmente avec la quantité de sel calcique
ajouté.

Voici un exemple dans lequel nous avons fait
une détermination numérique. Du plasma oxalaté
à 0,001 est additionné de 0,002 de chlorure de magnésium et de 3 volumes d'eau. A 400 cc. de ce mélange on ajoute soit 1 cc., soit 2 cc., soit 3 cc., soit
4 cc. d'une solution saturée de sulfate de chaux. On
laisse huit heures à 40°; on sépare par filtration la
fibrine produite; on lave à l'eau, à l'alcool, à l'éther;
on dessèche et on pèse.

Avec 1cc de sulfate de chaux on a :				0gr,016 fibrine.
— 2cc	—	—	—	0gr,117 —
— 3cc	—	—	—	0gr,241 —
— 4cc	—	—	—	0gr,487 —

Il n'y a pas proportionnalité entre la quantité de
sel de calcium et la fibrine produite, cela est vrai;
mais cela ne prouve pas qu'il n'y ait pas combinaison chimique : les exemples de même ordre se
retrouvent à chaque instant.

Arthus et Pagès proposent donc la théorie suivante :

Sous l'influence du fibrinferment, en présence
des composés calciques solubles, le fibrinogène
subit une transformation chimique donnant lieu à
la formation d'un composé calcique insoluble dans
le plasma. Cette transformation est un dédoublement en 2 substances l'une qui reste en solution dans
le sérum, l'autre (virtuelle) donnant avec les sels
calciques la fibrine.

Pekelharing admet comme Arthus et Pagès que

la fibrine est un composé calcique, mais comprend autrement qu'eux la coagulation du sang. D'après lui, le sang contiendrait un zymogène capable de se transformer hors des vaisseaux en fibrinferment. Cette transformation du zymogène en ferment ne se pourrait faire qu'en présence et par l'intermédiaire des sels calciques. Le ferment résulterait d'une combinaison du zymogène avec les sels calciques, et serait capable de céder ensuite le calcium au fibrinogène. Pekelharing admet que les décalcifiants empêchent la coagulation en rendant impossible la transformation du proferment en ferment. « Le sang oxalaté, dit-il, ne renferme pas de ferment ; si ce sang renfermait du ferment, la coagulation s'y accomplirait malgré l'oxalate en excès. » (PEKELHARING, *Ueber die Bedeutung der Kalksalze für die Gerinnung des Blutes*, 1891.)

A cette manière d'expliquer les phénomènes nous faisons deux objections. Tout d'abord on ne sait pas si les ferments sont des corps réels, existant chimiquement, ou si ce sont des propriétés appartenant à divers corps indépendamment de leur constitution chimique. Arthus et Pagès, en disant que le sang oxalaté ne transforme pas son fibrinogène, avaient dit implicitement que ce sang renferme non pas du ferment mais du proferment ; nous admettons en effet par définition que tout ferment qui n'agit pas n'existe pas. — Pekelharing prétend que, la transformation du proferment en ferment étant accomplie, ce ferment peut produire la fibrine même dans le sang oxalaté. Ceci n'est pas exact, car les oxalates arrêtent instantanément une coagulation commencée, c'est-à-dire s'opposent à l'action d'un ferment qui existait et le font repasser, contrairement à ce que prétend Pekelharing, à l'état de proferment.

L'action anticoagulante des protéoses s'expliquerait d'après Pekelharing par la grande affinité de ces substances pour les sels de calcium. Injectées dans l'organisme, les protéoses abaissent la pression sanguine, comme le font les savons, d'après les recherches de Munk. Il y avait donc déjà lieu de supposer que ces deux groupes de substances agissent de la même façon sur la coagulation. Or Arthus et Pagès ont montré que le sang reçu dans une solution de savon perd sa coagulabilité : il redevient coagulable par addition de sels calciques. (ARTHUS et PAGÈS, *Nouvelle théorie chimique de la coagulation du sang : Arch. de physiologie*, 1890.) Arthus a montré qu'on pouvait faire coaguler le sang peptoné par addition d'une forte proportion de sels calciques. (ARTHUS, *Recherches sur la coagulation du sang*, 1890, p. 57.) Pekelharing est arrivé au même résultat : injectant une solution de protéoses dans les vaisseaux d'un animal, puis une solution de chlorure de calcium, il constata que cette dernière injection contrariait l'action de la peptone. (PEKELHARING, *Ueber die Bedeutung der Kalksalze für die Gerinnung des Blutes*, 1891.)

Nous pouvons, en faisant abstraction de toute idée théorique, conclure que la présence de sels calciques en solution dans le plasma est une condition nécessaire de la coagulation. Les substances décalcifiantes sont des substances anti-coagulantes.

CHAPITRE IX

LA FIBRINE

1. — PRÉCIPITATION DE LA FIBRINE
DANS LA COAGULATION

Lorsque le sang est extrait du vaisseau, il ne coagule pas instantanément : ce n'est qu'au bout de quelques minutes qu'on voit sa consistance changer brusquement et la gélification s'accomplir tout d'un coup. Lorsqu'on bat le sang avec un petit balai pour le défibriner, ce n'est qu'au bout de quelques minutes qu'on voit les filaments de fibrine se former sur le balai ; la défibrination est totale en quelques instants. Pour expliquer ce fait, deux hypothèses sont possibles : ou bien il faut admettre que le fibrinferment ne se forme pas aussitôt après la prise de sang, ou bien il faut admettre que la fibrine ne se précipite pas au moment où elle se forme et que sa précipitation est soumise à d'autres lois que celles qui président à la plupart des phéno-

mènes de précipitation que nous avons coutume
d'observer. C'est cette seconde hypothèse qui est
la plus vraisemblable, car, si l'on ajoute à du plasma oxalaté contenant du fibrinferment, mais ne
contenant pas de globules, c'est-à-dire pas de
source de fibrinferment, un sel calcique, la formation de la fibrine obéit aux mêmes lois que la formation de la fibrine dans le sang lui-même.

Avant d'étudier ce phénomène de précipitation
de la fibrine, nous citerons trois exemples de précipitations analogues qui le feront mieux comprendre.

M. Duclaux a étudié sous le nom de coagulation
du sulfate de quinine quelques-unes des conditions
de la précipitation par le sulfate d'ammoniaque de
ce sel de ses solutions aqueuses saturées à froid.

« Une solution de sulfate de quinine, dit-il, saturée à froid, peut être précipitée par des doses très
variables de sulfate d'ammoniaque. Avec un millième de ce sel, les premiers cristaux n'apparaissent
qu'au bout de quelques heures, et la cristallisation
dure deux ou trois jours. Avec deux millièmes et
demi de sel ou un quatre-centième les premiers
cristaux n'apparaissent qu'après quelques minutes
et tout se termine en moins de vingt-quatre heures.
Avec un deux-centième, la cristallisation est presque immédiate et dure peu. De 1 à 10 p. 100 le temps
mort de l'origine diminue de plus en plus, mais où
réussit toujours à en observer un, à la condition
d'ajouter le sulfate d'ammoniaque en cristaux assez
fins pour que sa dissolution soit immédiate. Les
premiers cristaux de sulfate de quinine apparaissent

comme un trouble opalescent à peine accusé qui augmente d'autant plus vite que la dose de sulfate d'ammoniaque est plus grande et aboutit à la formation de cristaux aciculaires visibles à l'œil nu. » (DUCLAUX, *Coagulation du sulfate de quinine. Annales de l'Institut Pasteur*, 1892, p. 660.)

Le second exemple peut être pris dans les phénomènes de précipitations des solutions salines des caséines par le sulfate d'ammoniaque.

« Lorsqu'à un même volume d'une solution de caséine dans le fluorure de sodium, dit Arthus, on ajoute des quantités croissantes de sulfate d'ammoniaque en solution saturée, on voit la liqueur devenir opalescente pour de faibles quantités de sel, louchir pour des quantités plus grandes, précipiter enfin pour des quantités de sulfate d'ammoniaque plus grandes encore... Les liqueurs qui sont précipitées présentent successivement l'opalescence, le louchissement, la précipitation. Ces phénomènes se succèdent d'autant plus rapidement que la quantité de sel ajoutée est plus grande ; pour des quantités de sel convenablement choisies, la précipitation peut se faire attendre plusieurs heures. » (ARTHUS, *Recherches sur quelques substances albuminoïdes*, 1893.)

Enfin, le générateur de la fibrine, le fibrinogène nous fournit un troisième exemple de précipitation lente :

« Lorsqu'on ajoute de l'eau distillée à une solution faiblement saline de fibrinogène, on voit apparaître au bout de quelques instants un trouble qui va peu à peu en s'accentuant ; l'apparition du trouble et son accroissement sont d'autant plus rapides que la quantité d'eau ajoutée est plus grande pour une solution donnée. Si la liqueur dans laquelle se produit ce trouble est parfaitement immobile, on n'y voit pas trace de précipité, au moins tout d'abord. Peu à peu, cependant, le précipité se forme en poussière fine, et tombe au fond du vase, comme tombe en poussière également le précipité de paraglobuline obtenu par dilution de ses solutions salines. Si, au contraire, on imprime de petites secousses à la solution de fibrinogène troublée par la dilution, on voit s'y produire des ondes qui indiquent nettement l'existence d'un corps solide, continu en quelque sorte, en suspension. Verse-t-on ce liquide trouble d'un verre dans un autre, on le voit s'écouler, non pas comme un liquide, mais comme une gelée à demi solidifiée; le transvasement fait, on constate que cette masse est remplacée par une liqueur claire dans laquelle flotte un gros flocon d'un blanc mat. La liqueur claire reste indéfiniment claire si le transvasement a été fait assez tard après la dilution (quelques minutes suffisent en général); mais si on l'étend de nouveau d'eau distillée, on voit s'y reproduire un trouble, et on peut observer de nouveau tous les phénomènes qui viennent d'être décrits.

« Si au lieu de laisser le liquide dilué au repos, ou de le transvaser, on l'agite lentement avec une baguette, on observe les faits suivants : la liqueur diluée se trouble peu à peu, mais sans qu'il soit possible tout d'abord de distinguer de précipité. La baguette de verre avec laquelle on agite le liquide y détermine l'apparition d'ondes ; puis, peu à peu, on voit ce trouble s'organiser : les ondes ne sont plus irrégulières, elles prennent des formes qui tiennent à la disposition du vase, à la direction de la baguette, etc., puis, assez brusquement, il se forme un réseau filamenteux partant de la baguette et ne tardant pas à s'enrouler autour d'elle, comme le fait la fibrine quand on bat le sang fraîchement retiré des vaisseaux. » (ARTHUS, *Recherches sur quelques substances albuminoïdes*, 1893.)

La fibrine qui se produit dans le sang ou dans le plasma se comporte comme ces différentes substances : sa précipitation n'est pas instantanée ; elle est lente, précédée d'un temps mort plus ou moins considérable.

Cependant la lenteur de la précipitation des substances albuminoïdes ne suffit pas à expliquer toutes les particularités de la précipitation de la fibrine. Supposons en effet que du plasma oxalaté soit additionné d'un excès de sel calcique et abandonné à lui-même ; supposons qu'avant l'apparition de fibrine dans ce plasma on l'oxalate de nouveau : la fibrine qui s'est produite dans ce plasma ne se déposera pas. Il faut admettre qu'entre la fibrine produite et le fibrinogène générateur il s'établit un certain équilibre empêchant la précipitation de la fibrine : ce n'est que lorsque la quantité de fibrine devient considérable par rapport à la quantité de fibrinogène qu'elle se précipite, et alors elle obéit à la loi de précipitation générale des substances colloïdes, c'est-à-dire que sa précipitation assez brusque au moment où elle se produit est précédée d'un temps mort plus ou moins long. Quant à l'existence de fibrine dans les plasmas ou solutions de fibrinogène soumises à l'action du fibrinferment, elle est mise en évidence par les observations suivantes d'Hammarsten :

Lorsqu'on soumet au refroidissement dans un mélange réfrigérant une solution de fibrinogène typique, la liqueur reste absolument claire après réchauffement. Lorsqu'on refroidit au contraire une solution de fibrinogène ou un liquide de transsudat soumis à l'action du fibrinferment, mais non encore coagulé, il se produit un dépôt de substance albuminoïde qui persiste après réchauffement et qui offre toutes les propriétés de la fibrine. (HAMMARSTEN, *Ueber das Fibrinogen.*) Le refroidissement a rompu l'équilibre physique de la solution partiellement transformée et amené la précipitation de la fibrine.

Arthus, dans des expériences non encore publiées, a observé des faits de même nature en opérant sur le plasma oxalaté à différents moments après la prise de sang et qui conduisent aux mêmes conclusions.

2. — PROPRIÉTÉS DE LA FIBRINE

La fibrine ne se présente pas toujours sous la forme filamenteuse qui lui a fait donner son nom : gélatineuse dans le caillot sanguin, elle peut aussi se présenter sous forme floconneuse.

« La fibrine, dit Kühne, se présente sous deux états : l'état gélatineux du caillot, l'état filamenteux

6

de la fibrine de battage; mais ce n'est pas là une différence profonde, car la première peut revêtir ultérieurement la forme filamenteuse. On peut à volonté obtenir la fibrine sous forme de filaments ou de gelée : de filaments par battage ou par coagulation d'un plasma très dilué; de gelée par coagulation dans des vases étroits et au repos. Quand le plasma est étendu d'au moins 100 volumes de sérum, il se forme des filaments qui traversent le vase ; mais, par suite de leur ténuité, ils se rompent, et, leur élasticité aidant, ils donnent des flocons courts. La fibrine qui se produit en repos, et dans une liqueur par trop diluée, donne une masse rappelant le caoutchouc non fibreux, sans direction déterminée pour ses éléments. (KÜHNE, *Lehrbuch der physiol. Chemie*, p. 162.)

On peut, au moyen du plasma oxalaté de sang de cheval, étudier, dans des conditions fort avantageuses, la forme de la fibrine suivant les conditions dans lesquelles se fait la coagulation. Si à du plasma oxalaté à 0, 001, séparé des globules et filtré sur papier, on ajoute une quantité convenable d'un sel soluble de calcium ou de strontium, une quantité telle que la précipitation de l'excès d'oxalate étant assurée, il reste un petit excès de sel alcalinoterreux en solution, on voit le plasma coaguler et donner soit de la fibrine filamenteuse s'il est battu, soit de la fibrine gélatineuse s'il est laissé en repos. Mais en opérant ainsi on ne peut pas voir comment se produit la fibrine dans le plasma, car le fin précipité d'oxalate de calcium ou d'oxalate de strontium qui reste en suspension rend toute observation impossible. Il faut supprimer cette précipitation : on y parvient en ajoutant au plasma oxalaté une certaine quantité de chlorure de magnésium ou de sulfate de magnésie, et une petite quantité de sel calcique : la liqueur reste parfaitement claire, et on peut apercevoir dans tous ses détails le phénomène de la production de la fibrine.

Lorsqu'on opère ainsi, on voit le plasma oxalaté, puis magnésié, puis calcifié, d'abord parfaitement clair, commencer à louchir au bout d'un certain temps. Le louche apparaît d'autant plus vite que la quantité de sel de calcium en solution est plus grande ; il se produit plus vite à 40° qu'à 15°.

Supposons ce mélange parfaitement immobile, on ne pourra pas voir autre chose qu'un trouble de la liqueur. Au bout d'un temps convenable, la liqueur est prise en masse gélatineuse rappelant le caillot sanguin et, comme celui-ci, se rompant irrégulièrement sous le doigt. Si on plonge une baguette au centre de cette masse gélatineuse et si on la fait tourner lentement en l'appliquant sur les parois du vase, on chasse le sérum absolument clair et on transforme le caillot en une lame nacrée résistante appliquée contre la baguette agitatrice, ne rappelant pas la forme de la fibrine battue, mais beaucoup plus comparable par son apparence, sa dureté, sa texture, à une lame aponévrotique. Si le plasma oxalaté, au lieu d'être employé pur, est fortement dilué d'eau faiblement salée, de 10 volumes d'eau salée à 0,004 par exemple, et si la coagulation se fait au repos le plus absolu, deux cas sont à distinguer : ou bien la coagulation se fait assez rapidement (comme cela se produit à 40°), et alors il se forme un fin et léger voile fibrineux tenu en suspension dans le liquide ; ou bien la coagulation se fait très lentement (comme cela se produit à 15°), et alors le liquide ne se trouble que fort tardivement, au bout d'une ou même de plusieurs heures : on voit peu à peu ce louche se tranformer en un précipité extrêmement ténu en suspension dans le liquide, et ce précipité se déposer lentement sous forme grenue fine au fond du vase dans lequel s'est produite cette coagulation. On obtient ainsi une fibrine en flocons fins comme la paraglobuline précipitée par la dilution et le gaz carbonique.

Supposons maintenant que le plasma oxalaté, magnésié, calcifié, soit agité avec une baguette à partir du moment où commence à se former un trouble, nous observerons les phénomèmes suivants : Si le plasma n'est pas trop dilué, et si on le maintient à 40° environ, on détermine par l'agitation de ce plasma, au moment où il commence à louchir, la formation d'ondes parcourant le liquide ; bientôt on voit se former de fins flocons qui se réunissent les uns aux autres pour former de longs filaments qui s'enroulent autour de la baguette. A ce moment, le liquide est devenu absolument clair ; mais il ne tarde pas à se troubler de nouveau, et on peut alors obtenir de nouveaux filaments par l'agitation ou un caillot massif par le repos. Si le plasma était fortement dilué, si surtout la température était de 15° à 20°, on ne déterminerait par l'agitation que la formation de petits flocons plus ou moins volumineux ou d'une poussière fine tombant au fond du liquide.

A ces différences de forme de la fibrine, correspondent quelques différences de propriétés. Kühne a déjà signalé ce fait. La fibrine de battage ne se dissout pas dans les acides étendus, ou tout au moins ne s'y dissout que lentement et après s'être gonflée et être devenue transparente. La fibrine en flocons se dissout rapidement et sans se gonfler dans les solutions acides étendues.

La fibrine ne se présente pas toujours avec des propriétés absolument identiques. Denis distinguait trois variétés de fibrine différant les unes des autres par leurs solubilités. Hammarsten a repris cette étude, vérifié et expliqué les résultats obtenus par Denis. (HAMMARSTEN, *Ueber den Faserstoff und seine Entstehung aus dem Fibrinogen.*, *Pflüger's Arch.*, XXX.) La première variété, la fibrine concrète modifiée est celle qu'on obtient par battage du sang artériel : c'est la fibrine ordinaire ; — la seconde variété, la fibrine concrète globuline est cette substance gélatineuse qui se forme par l'action d'une solution à 10 p. 100 de chlorure de sodium sur la fibrine : ce n'est pas, dit Halliburton, une vraie fibrine, c'est une nucléo-albumine qui gonfle par le chlorure de sodium et qui est contenue originairement dans les globules blancs : cette forme de fibrine se produit lorsque les liquides contiennent un excès de ces globules ; — la troisième variété, la fibrine concrète pure est celle qu'on obtient par le sang veineux : elle se dissout plus vite dans les solutions salines que la fibrine du sang artériel.

Lorsqu'on traite la fibrine filamenteuse de battage par un acide étendu, par l'acide chlorhydrique à

0,001 par exemple, la fibrine se gonfle en une masse transparente ayant l'apparence d'une gelée tremblotante. On peut, par une série de lavages à l'eau distillée, débarrasser cette fibrine gonflée de l'acide qui l'imprègne sans lui faire perdre son état gélatineux. Mais si alors on la plonge dans une solution de sels neutres, on la fait se rétracter et reprendre son aspect primitif blanc mat, opaque et sa consistance primitive légèrement élastique. Et cependant cette fibrine a été modifiée profondément par l'acide : elle est, malgré sa similitude apparente avec la fibrine origine devenue absolument insoluble dans les solutions de sels neutres qui sont capables de dissoudre la fibrine. La fibrine gonflée par les acides est une acidalbuminoïde.

La fibrine, nous venons de le dire, est soluble dans les solutions salines de sels neutres assez riches en sels ; c'est là une propriété depuis longtemps connue. Dès 1838, Denis signale le fait et l'étudie avec soin.

« J'ai voulu voir, dit-il, quelle serait la réaction qui s'établirait entre la fibrine et les sels alcalins neutres. Après avoir laissé dans la solution de plusieurs d'entre eux des lambeaux de fibrine fraîche pendant quelques heures, et ne remarquant aucun changement très apparent, j'abandonnai à elles-mêmes ces solutions et la matière organique que j'y avais plongée. Je ne songeais plus à l'expérience que j'avais inutilement tentée, quand quelques jours après, mon étonnement fut grand de voir la fibrine dissoute dans la plupart des solutions salines. Je répétai aussitôt l'expérience avec plusieurs autres sels neutres : elle réussit également, mais après un temps plus ou moins long. Elle resta incomplète avec quelques-uns cependant, et même elle n'eut aucun succès avec certains d'entre eux.

« Il faut comme condition essentielle pour obtenir une solution saline de fibrine que cette substance organique se trouve divisée le plus qu'il est possible, afin de multiplier ses points de contact avec la solution du sel. Ainsi, qu'on mette de la fibrine bien hachée, encore humide, ou desséchée à basse température et pulvérisée, dans un flacon renfermant une solution concentrée d'azotate de potasse, par exemple, on observera les phénomènes suivants. La fibrine fraîche ne tardera pas à perdre sa blancheur; celle qui est sèche se gonflera peu à peu et deviendra translucide. La première n'acquerra de la translucidité qu'après un temps plus ou moins long. Si on a soin d'agiter souvent le vase, afin de renouveler les points de contact, et si la température n'est pas trop basse, toutes les parties fibrineuses auront disparu entre 48 et 50 heures : alors le liquide pourra être passé à travers un linge, et même, s'il n'est pas trop chargé, filtré au papier gris. Il sera limpide dans ce dernier cas et un peu louche dans le premier. Il n'aura aucune odeur et restera incolore; il conservera la saveur du sel qui est l'agent de la dissolution. Quand on a employé beaucoup de fibrine et qu'on a surchargé de sel l'eau employée comme intermédiaire, au lieu d'un liquide, on aura une masse épaisse, gélatineuse, néanmoins sans glutinosité semblable à celle de la gélatine.

« La singulière combinaison soluble dans l'eau que la fibrine contracte de cette manière avec les sels à bases alcalines se conserve quelque temps sans éprouver de changement dans sa composition ; ensuite elle se putréfie comme le fait le sérum abandonné à lui-même. Si elle est bien fournie de sels, on peut y ajouter une certaine quantité d'eau sans y opérer de changement ; autrement, et même en tous cas, lorsqu'on y verse beaucoup de ce liquide, elle se trouble, blanchit, et des flocons plus ou moins fins, plus ou moins nombreux de fibrine se précipitent... La fibrine ainsi reproduite et bien lavée n'est nullement altérée ; elle peut être redissoute par les sels neutres, et, comme elle se trouve fort divisée, la redissolution a lieu avec une grande facilité. Quel que soit le sel employé, la dissolution reste neutre.

« ... Il paraît qu'un chimiste avait entrevu l'action des sels sur la fibrine, car Berzelius dit : « Suivant Arnold, la fibrine encore humide se dissout « dans une solution concentrée de chlorure ammonique, je n'ai pu réussir à opérer cette solution. » (Berzélius, *Traité de chimie*, t. VII, p. 44.) Mais Arnold avait malheureusement essayé un sel dont l'action dissolvante est lente, faible, incomplète : il est par conséquent concevable que Berzelius n'ait pas pu réussir à y dissoudre la fibrine.

« Le chlorure de baryum, l'azotate de potasse, le sulfate de potasse, le sulfate de soude, sont les sels qui agissent le mieux sur cette substance. Les chlorures de potassium, de sodium, de calcium viennent ensuite. L'azotate de soude, le sulfate d'ammonia-

que, le sulfate de zinc, le phosphate de soude,
l'azotate de strontiane, le chlorure d'ammoniaque,
le sulfate d'alumine et d'ammoniaque ont un effet
très faible qui ne se prononce que partiellement et
qui ne détermine qu'une combinaison en plus ou
moins grande partie insoluble. L'azotate mercureux,
le bichlorure de mercure, le sous-acétate de plomb,
le chlorure de fer s'unissent à la fibrine mais donnent un composé insoluble.

« Si l'on soumet de la fibrine fraîche ou sèche
mais ramollie dans l'eau à l'action de l'alcool pendant
quelques heures, elle se racornit et devient insoluble dans les sels neutres... Aussi l'alcool préci-
pite-t-il la fibrine de ses solutions salines en flocons
plus ou moins fins.

« Soumise à l'eau bouillante, la fibrine se contracte, se racornit et devient insoluble dans les sels
neutres ; elle offre alors toutes les propriétés de l'albumine coagulée au feu. » (DENIS, *Essai sur l'application de la chimie à l'étude physiologique du sang de
l'homme*, 1838, p. 70.)

« La fibrine, dit Kühne, se dissout assez facilement dans les solutions neutres des sels neutres
d'alcali et de magnésie, par exemple dans le chlorure de sodium, l'azotate de potasse, le sulfate de
soude à 6, 8 et 10 p. 100. La fibrine commence par
se gonfler ; mais ce gonflement est facile à distinguer de celui qui se produit dans les acides, car la
fibrine ne passe pas à l'état de grumeaux transpa-
rents, mais de masse muqueuse qui ne devient
homogène et filtrable qu'après une action prolongée.
A 10° il faut 24 à 36 heures ; à 40° il faut 1 à 2 heures

pour faire ces solutions. Ces solutions coagulent à 60° en déposant un coagulum qui n'est plus soluble dans les sels. Les acides, même l'acide acétique, précipitent les solutions salines de fibrine. On ne peut pas retirer de la solution une fibrine vraie. Chauffée à 72° la fibrine est modifiée ; de même par l'alcool : elle est devenue insoluble dans les solutions salines. » (KÜHNE, *Lehrbuch der physiologischen Chemie*, 1868, p. 162.)

Les différentes fibrines présentent quelques différences de solubilité dans les solutions salines, ainsi que le rappelle Claudio Fermi dans un travail récent. (CLAUDIO FERMI, *Die Auflösung des Fibrins durch Salze und verdünnte Säuren. Zeitsch. f. Biologie*, 1892, p. 229.)

Scherer (*Ann. d. Ch. und Pharm.*, XL) a constaté que la fibrine artérielle ne se dissout pas dans l'eau nitrée, tandis que la fibrine veineuse s'y dissout. De même la fibrine de bœuf est très difficilement soluble.

Zimmermann (*Arch. f. physiol. Heilkunde*, 1846-47), opérant avec des solutions de nitre à 6 p. 100, a vu que la fibrine de veau et de bœuf y est insoluble ; — que la fibrine artérielle de cheval est plus difficilement soluble que la fibrine veineuse ; — que la fibrine artérielle humaine est difficilement soluble ; — que la fibrine de la partie supérieure caillot est moins facilement soluble que celle de la partie inférieure ; — que la fibrine des petits vaisseaux et des exsudats est aussi facilement soluble que la fibrine veineuse ; — que la fibrine produite par dilution des plasmas salés est plus facilement soluble que la fibrine ordinaire. Cette dissolution est favorisée par une douce chaleur; elle est impossible pour la fibrine bouillie.

Les solutions de fibrine dans les sels sont coagulables par la chaleur, précipitables par dilution et par dialyse, précipitables par le sulfate de magnésie. La température de coagulation des solutions de fibrine varie un peu suivant la nature du sel dissolvant : la coagulation commence en général à se produire au voisinage de 55°. L'étude de cette coagulation a conduit plusieurs auteurs (Green, Limbourg, Hasebroek, Herrmann) à admettre dans les solutions de fibrine l'existence de deux substances albuminoïdes distinctes : l'une coagulable au voisinage de 55°, l'autre coagulable à une température plus élevée.

L'étude des solutions de fibrine dans le fluorure de sodium nous permettra de mieux connaître cette substance.

Le fluorure de sodium en solution aqueuse à 1 p. 100 a la propriété de dissoudre la fibrine lentement à 15°, rapidement et abondamment à 40°. La solubilité de la fibrine dans ces solutions ($1^{gr},00$ à $1^{gr},25$ pour 100 cc.) est un fait intéressant. Les sels neutres communs, en effet, ne dissolvent nettement la fibrine que s'ils contiennent une assez forte proportion de sel. Le fluorure de sodium la dissout fort abondamment à la dose de 1 p. 100, c'est-à-dire à la dose communément employée pour dissoudre les globulines lorsque le sel dissolvant est du chlorure de sodium. Les solutions fluorées de fibrine sont des liqueurs claires, très légèrement opalescentes : elles sont précipitées par la dialyse, par la dilution, par le chlorure de sodium et par le sulfate de magnésie ; le chlorure de sodium les précipite partiellement, le sulfate de magnésie les précipite totalement.

Les solutions fluorées de fibrine sont coagulables par la chaleur. Lorsqu'on élève progressivement et très lentement la température de ces solutions, on les voit commencer à louchir pour une certaine température ; elles ne précipitent des flocons qu'à une température plus élevée, en général supérieure de 3° à 4°. La température de louchissement et celle de coagulation ne sont pas fixes ; la température de coagulation oscille entre 52° et 56° en général ; cette température varie suivant la richesse de la solution en fluorure dissolvant et en fibrine dissoute. Elle augmente lorsque diminuent la richesse en substance albuminoïde et la richesse en fluorure. C'est une coagulation vraie car les flocons qui se déposent à 56° sont insolubles dans les solutions salines neutres, chlorure de sodium, fluorure de sodium, par exemple.

Les solutions fluorées de fibrine ne sont pas coagulées en totalité à 56° ; il reste en solution une proportion très notable de substance albuminoïde. Ce qui reste en solution est précipité par dilution, par dialyse, par le chlorure de sodium, par le sulfate de magnésie. Lorsqu'on élève la température de cette liqueur débarrassée par filtration du coagulum produit à 56°, on la voit commencer à louchir vers 64° ; le louche augmente avec la température ; puis, la température s'élevant toujours, il se forme un précipité floconneux qui augmente jusqu'aux environs de 75°. La liqueur chauffée à 75°, débarrassée du coagulum par filtration, ne coagule plus, même si on la porte à 100°.

On doit dès lors se demander si les solutions fluorées de fibrine contiennent ainsi deux substances albuminoïdes ; l'une coagulable à 56°, l'autre coagulable au-dessus de 64° ; ou si la substance albuminoïde dissoute est dédoublée à la température de 56° en deux substances, l'une coagulée à cette température, l'autre coagulable à une température plus élevée. Nous avons précédemment rappelé que cette question a déjà été posée au sujet du fibrinogène par Hammarsten qui a conclu à l'existence d'un dédoublement parce que le rapport entre le coagulum à 56° et le fibrinogène total varie suivant la richesse de la liqueur en substance albuminoïde et en chlorure de sodium. Il en est de même pour la fibrine en solution fluorée ; il faut donc se rattacher à l'hypothèse d'un dédoublement.

Le tableau suivant en donne quelques exemples.

	Fibrine dans 100 cc.	Coagulum à 56° dans 100 cc.	Rapport.
	gr.	gr.	gr.
Solutions fluorées à 1 p. 100.	1,022	0,782	0,76
	0,113	0,079	0,69
	1,16	1,022	0,88
	0,58	1,002	0,86
	0,30	0,978	0,84
	0,359	0,317	0,88
	0,287	0,247	0,86

Le tableau suivant est un exemple de l'influence des sels dissous.

Na Fl dans 100 cc.	Na Cl dans 100 cc.	Fibrine dans 100 cc.	Coagulum à 56° dans 100 cc.	Rapport
gr.	gr.	gr.	gr.	gr.
1	0	0,58	0,501	0,86
0,50	5	0,58	0,465	0,80
0,50	10	0,58	0,411	0,71

Cette propriété de se dédoubler à 56° n'appartient pas seulement à la fibrine dissoute dans le fluorure de sodium; elle appartient aussi à la fibrine solide, à la fibrine telle qu'on l'extrait du sang par battage. La fibrine fraîche, non chauffée, ou chauffée à une température peu élevée ne dépassant pas 45° à 50° est soluble dans les solutions fluorées donnant des liqueurs dont les propriétés ont été précédemment décrites. La fibrine chauffée à 56° dans l'eau n'est pas complètement insoluble dans le fluorure de sodium à 1 p. 100 : elle s'y dissout très lentement et très incomplètement, mais cependant en quantité suffisante pour donner des liqueurs possédant des réactions très nettes. Chauffée à une température supérieure à 64°, la fibrine se dissout d'autant moins que cette température est plus élevée; chauffée à 75°, elle est totalement insoluble dans le fluorure de sodium à 1 p. 100.

La solution fluorée à 1 p. 100 obtenue avec la la fibrine préalablement chauffée à 56° ne coagule plus à 56°; il faut élever sa température à 64° pour voir apparaître un louche; ce louche augmente lorsqu'on élève la température jusque vers 75°. Ceci prouve que la fibrine solide, chauffée à 56°, a été décomposée en une substance coagulée et une substance encore soluble coagulable à 64° et au-dessus, exactement comme les solutions de fibrine.

La substance ainsi dissoute est précipitée par la dialyse, par la dilution, coagulée par la chaleur, complètement précipitée par le sulfate de magnésie à saturation et partiellement par le chlorure de sodium dissous à saturation.

Les auteurs qui ont proposé des classifications des substances albuminoïdes ont toujours été assez embarrassés pour déterminer la place qu'il convient d'attribuer à la fibrine. Les expériences et observations ci-dessus relatées permettent de fixer sa véritable place. C'est une globuline, car elle est insoluble dans l'eau, soluble dans les solutions salines neutres, et ces solutions sont précipitées par la dilution, par la dialyse, par le chlorure de sodium à saturation partiellement, par le sulfate de magnésie à saturation totalement. Elles sont coagulées par la chaleur.

Il y a plus dans la classe des globulines, la fibrine doit être rapprochée de son générateur le fibrinogène pour former avec lui une famille naturelle dont les substances sont caractérisées par la propriété d'être dédoublées au voisinage de 56° en deux substances : l'une coagulée à cette température, l'autre (globuline) coagulable à une température qui n'est pas inférieure à 64°. (Arthus, *Recherches sur quelques substances albuminoïdes*, 1893.)

CHAPITRE X

COAGULATION DE L'A LYMPHE
ET DES TRANSSUDATS NORMAUX
ET PATHOLOGIQUES

En étudiant les phénomènes de la coagulation du sang, nous avons été conduits à plusieurs reprises à parler incidemment de la coagulation de la lymphe, et des transsudats. Il convient cependant de revenir sur ces faits au moins brièvement et de les réunir en les complétant dans un chapitre spécial.

Retirée du corps, la lymphe coagule dans un espace de temps très variable suivant les conditions dans lesquelles elle a été obtenue : tantôt la fibrine se montre 3 à 4 minutes après la prise de lymphe; tantôt elle demande pour se former 30 minutes et plus. La quantité de fibrine de la lymphe est notablement moins grande que celle de la fibrine du sang : elle donne de $0^{gr},4$ à $0^{gr},8$ de fibrine par 1 000 cc., le plasma sanguin en fournit de 2 à 4 grammes par

1 000 cc. Aussi le caillot de la lymphe est-il infiniment plus transparent, infiniment moins abondant et rétractile que le caillot du plasma sanguin. On peut répéter avec la lymphe toutes les expériences réalisées avec le plasma du sang : les sels neutres, les sels décalcifiants empêchent la coagulation de la lymphe ; le froid la suspend, une douce chaleur l'accélère. La lymphe non coagulée contient du fibrinogène coagulable à 56° ; elle permet de préparer un fibrinferment capable de coaguler les transsudats non spontanément coagulables.

Le chyle n'est qu'une variété de lymphe ; sa coagulation ne présente aucune particularité intéressante.

L'humeur aqueuse qui occupe la chambre antérieure de l'œil peut être considérée comme une lymphe, sans éléments figurés ; retirée de la cavité qu'elle occupe, elle ne coagule généralement pas spontanément ; elle renferme cependant du fibrinogène, et on peut y faire apparaître de la fibrine en l'additionnant de sérum sanguin, ou de fibrinferment.

Les cavités séreuses, péricardique, pleurale, péritonéale, vaginale ne contiennent normalement qu'une très faible quantité de liquide lymphatique. Mais, sous l'influence de causes pathologiques, le plasma lymphatique peut s'y accumuler en plus ou moins grande quantité, constituant ainsi un transsudat. La quantité de liquide transsudé peut être considérable et atteindre dans les grandes cavités séreuses plusieurs litres.

D'une façon générale les transsudats qui n'ont

pas une origine inflammatoire ne coagulent pas
spontanément : ils ne contiennent, en effet, que fort
peu d'éléments figurés. Les transsudats inflammatoires coagulent au contraire spontanément lorsqu'ils ont été retirés de la cavité séreuse : ils sont
en effet riches en éléments anatomiques.

C'est ainsi que le liquide d'ascite ne coagule pas
spontanément lorsque l'ascite est consécutive à un
trouble de la circulation, à une lésion cardiaque ou
à une lésion hépatique, par exemple ; il coagule
spontanément lorsque l'ascite se produit sous l'influence d'une péritonite : le liquide d'ascite contient
dans ce cas de nombreux globules blancs, et dans
les cas de lésions néoplasiques il contient de nombreuses cellules cancéreuses.

On peut faire les mêmes remarques à propos du
liquide de la cavité pleurale : dans l'hydrothorax
simple le liquide non spontanément coagulable est
pauvre en substances albuminoïdes ; dans la pleurésie inflammatoire, le liquide est riche en éléments
figurés et coagule spontanément. Halliburton a
déterminé la quantité de fibrine du liquide pleural
dans les deux cas et trouvé les nombres suivants :

Dans trois cas de pleurésie aiguë la quantité de
fibrine était de 0^{gr},16 à 0^{gr},18 pour 1000 cc. ; dans
deux cas d'hydrothorax consécutifs à une lésion ré-
nale (mal de Bright), la quantité de fibrine n'était que
0^{gr},06 pour 1000 cc. ; enfin, dans un cas d'hydrothorax consécutif à une lésion cardiaque, la quantité
de fibrine était 0^{gr},13 pour 1000 cc. (HALLIBURTON,
Text-book of chemical physiology and pathology,
p. 346.)

Le liquide péricardique n'a pas en général été étudié sur l'homme : la ponction du péricarde n'a pas été tentée un grand nombre de fois à cause des dangers qu'elle présente. Mais on peut obtenir facilement ce liquide chez le cheval : la cavité péricardique du cheval contient toujours une quantité appréciable, 50 cc. et plus, de liquide clair, légèrement citrin, non spontanément coagulable, mais coagulant après addition de' sérum sanguin. Ce liquide contient d'après les déterminations de Friend de $0^{gr},110$ à $0^{gr},260$ de fibrine pour 1000 cc.

Le liquide d'hydrocèle a été étudié dans le cours de ce travail à plusieurs reprises : il n'est généralement pas coagulable spontanément, à moins d'avoir été souillé pendant la ponction par quelques gouttes de sang. La quantité de fibrine contenue dans ce liquide serait d'environ $0^{gr},60$ pour 1000 cc., en prenant la moyenne de 17 déterminations faites par Hammarsten.

Enfin le liquide d'œdème sous-cutané a été également étudié ; il ne donne jamais qu'une quantité de fibrine extrêmement faible, en général moindre que $0^{gr},003$ pour 1000 cc. Lorsqu'on fait écouler ce liquide par une incision cutanée, les premières parties qui s'écoulent sont spontanément coagulables : elles sont mélangées au sang qui s'échappe des lèvres de l'incision : mais le liquide qui s'écoule après arrêt de l'hémorragie opératoire n'est plus spontanément coagulable.

Il n'y a pas à étudier la coagulation du liquide cérébro-spinal : ce liquide, qui n'est pas de la lymphe, et qui n'est pas un transsudat, ne contient

pas de fibrinogène ; le sérum sanguin, le fibrinferment n'y font pas apparaître de fibrine ; il ne coagule
pas à 56°.

Le pus n'est pas un liquide coagulable : si on le
sépare par la centrifuge en liquide et globule de
pus, on constate que le liquide, le sérum du pus ne
contient pas de fibrinogène. Nous avons indiqué
précédemment que les globules de pus peuvent
faire coaguler les transsudats séreux, et permettent
de préparer du fibrinferment.

CHAPITRE XI

COAGULATION DU SANG
DES INVERTÉBRÉS

Les phénomènes de coagulation ont été observés et décrits chez quelques invertébrés.

Le sang des échinodermes est un liquide aqueux, salin, dans lequel flottent de grandes cellules amiboïdes. Lorsqu'on examine au microscope une goutte de ce sang, on voit les cellules pousser des prolongements pseudopodiques, puis se réunir, se souder en quelque sorte entre elles pour constituer un plasmodium. Ce plasmodium n'est pas pourtant uniquement constitué par des cellules ; entre celles-ci on distingue des filaments de fibrine ou d'une substance filamenteuse qui se rétracte légèrement.

Les céphalopodes possèdent une hémolymphe, c'est-à-dire un sang riche en matières organiques, mais dépourvu de globules colorés ; les éléments figurés sont des corpuscules incolores assez comparables aux globules blancs des vertébrés. Ce sang coagule lorsqu'il est extrait du corps de l'animal, et le caillot se rétracte très légèrement en expulsant une petite quantité de sérum.

« Le sang que l'on obtient, dit Frédéricq, est un liquide bleu, très légèrement alcalin, qui, examiné au microscope, montre un assez grand nombre de globules incolores. Les globules sont plus ou moins arrondis, granuleux et offrent un très gros noyau de forme irrégulière et variable, visible surtout par addition d'acide acétique dilué. La plupart ont de 5 à 7 millièmes de millimètre de diamètre et rappellent les leucocytes du sang des vertébrés...

« Ces globules ne tardent pas à s'agglutiner en un petit caillot blanchâtre peu de temps après que le sang a été tiré de l'artère. Si l'on cherche à suivre ce phénomène au microscope, il semble que les globules émettent des prolongements linéaires et divergents (non amiboïdes) qui, en se rencontrant mutuellement, les font adhérer ensemble. Je ne crois pas qu'il y ait là une substance analogue à la fibrine du sang des vertébrés. Les solutions salines concentrées (NaCl, $MgSO^4$, etc.) dont la présence empêche la coagulation de la fibrine des vertébrés, paraissent n'avoir aucune action prohibitive sur la coagulation des globules du poulpe. Le petit caillot qui se forme ainsi va au fond du vase et ne représente qu'une bien minime partie du liquide : sec, il n'équivaudrait certainement pas au millième du poids du sang dans lequel il s'est formé. » (FRÉDÉRICQ, *Sur l'organisation et la physiologie du Poulpe,* 1878, p. 7.)

« Cependant, dit Halliburton, le phénomène de

coagulation chez les céphalopodes présente de telles analogies avec le même phénomène chez les crustacés que je crois que ce sang coagule par suite d'une transformation fermentative du fibrinogène en fibrine. » (HALLIBURTON, *Text-book of chemical physiology and pathology*, p. 324.)

Le sang des crustacés est une véritable hémolymphe formée par un plasma riche en matières albuminoïdes, tenant en suspension des globules ovoïdes.

« Le sang de homard et celui de crabe, dit Frédéricq, extraits du corps ne tardent pas à se coaguler. Il s'y forme des grumeaux blanchâtres qui s'agglutinent en flocons allant au fond du vase. Si l'on étudie cette coagulation sur une goutte de sang examinée au miscroscope, on peut se convaincre que la formation de cette substance a son point de départ dans les globules du sang. Les solutions salines concentrées ou même saturées (NaCl, $MgSO^4$) n'empêchent pas sa production. Le sang de homard, débarrassé de ces grumeaux, présente ensuite une seconde coagulation rappelant davantage celle de la fibrine. Tout le liquide se prend en gelée. Une température peu élevée (voisine de 50°) et certaines solutions salines empêchent la production de ce phénomène. » (FRÉDÉRICQ, *Note sur le sang de homard, Acad. roy. de Belgique*, 1879.)

« Prenons du sang de tourteau, dit Heim ; immédiatement après la saignée, on voit apparaître dans le liquide des tractus blanchâtres qui peu à peu s'anastomosent, et il en résulte un faux caillot à mailles peu à peu contractées qui se rend au fond du liquide. Le phénomène s'accomplit en quelques minutes et le sang ne présente désormais plus d'autres phénomènes de coagulation... La substance qui constitue ce caillot ne peut en aucune façon être identifiée à la fibrine des vertébrés... Quelques parcelles de ce magma élastique placées dans de l'eau acidulée d'acide chlorhydrique ne se gonflent pas d'une manière sensible... Le caillot placé dans une solution d'azotate de potasse et maintenu ainsi à l'étuve réglée à 40° pendant deux semaines ne se dissout nullement... Au contact de ce caillot l'eau oxygénée ne dégage que quelques bulles d'oxygène en quantité presque insignifiante... Les solutions antihémostatiques courantes n'ont aucune action prohibitive sur cette coagulation... Nous avons suivi au microscope le phénomène de la coagulation chez le tourteau et nous avons vu que le petit caillot résulte de l'anastomose des globules sanguins, qu'il est dépourvu de fibrine et uniquement constitué par le protoplasme des globules. C'est donc un plasmodium...

« Étudions maintenant le phénomène de la coagulation sur le sang du homard. Sitôt sa sortie, le sang contient des traînées blanchâtres dues à la formation d'un plasmodium formé par un processus identique à celui que l'on observe chez le tourteau. Ce plasmodium une fois formé, on peut le séparer par filtration du reste du liquide. Le liquide qui passe limpide ne tarde pas à se prendre à son tour en un caillot énorme, résistant, élastique et tout le liquide semble coagulé. Cet aspect peut persister fort longtemps, si on n'agite pas le vase qui contient le caillot ; vient-on, au contraire, à réduire ce caillot en fragments, on le voit se séparer en une partie solide élastique qui n'est autre que de la fibrine et en un liquide limpide qui désormais ne subit plus de coagulation.

« Il y a donc deux stades bien distincts dans la coagulation chez le homard : 1° formation du plasmodium ; 2° formation de la fibrine, et ce deuxième stade reproduit exactement les phénomènes tels qu'ils se passent chez les vertébrés.

« Seul M. Frédéricq a cherché à établir une distinction entre ces deux phénomènes et à établir l'existence de deux stades dans la coagulation...

« M. Kruckenberg ne croit pas que les deux stades de la coagulation soient essentiellement différents ; pour lui ce sont deux termes successifs d'un seul et même phénomène ; il ne croit pas à l'existence d'une véritable fibrine.

« M. Halliburton dit textuellement : — le deuxième processus de coagulation est en réalité une simple continuation du premier — Il trouve qu'entre les deux caillots successifs, il n'y a qu'une différence de consistance, les propriétés chimiques sont identiques.

« ... Nous n'y pouvons donner notre assentiment... Nous pouvons montrer l'identité de notre fibrine avec celle des vertébrés... Nous pouvons identifier en tous points le deuxième caillot fourni par le sang de homard avec la fibrine des vertébrés et le séparer du premier caillot ou plasmodium »... (HEIM, *Études sur le sang des crustacés décapodes*, Paris, 1892, p. 26.)

On peut avec du sang de homard, après séparation du plasmodium, préparer des plasmas salés ou
oxalatés, non spontanément coagulables, et en extraire par les procédés ordinaires, un fibrinogène
ayant les propriétés du fibrinogène du sang des
vertébrés. Le sérum du sang de homard permet de
préparer un fibrinferment capable de transformer
en fibrine le fibrinogène des liquides de transsudat
ou des solutions artificielles.

« Nous avons dit, ajoute Heim, que les solutions
oxalatées étaient incapables de s'opposer à la formation du plasmodium, tandis qu'elles s'opposaient
à la formation de la fibrine ; il nous est donc possible
d'examiner au microscope ces deux phénomènes.
En additionnant le sang d'oxalate on assiste à l'ag-
glomération des leucocytes ; en y ajoutant ensuite
des sels de chaux on voit la formation de la fibrine...

« Le plasmodium est essentiellement formé d'une
multitude de petits granules réfringents, qui ne sont
autre chose que les microsomes protoplasmiques.
Parfois il semble qu'il existe dans le plasmodium
des fibrilles anastomosées ; en réalité ces trainées
n'ont pas une structure fibrillaire et un grossissement approprié les résout en files linéaires de granules : ici les granulations, au lieu d'être éparses,
sont alignées ; mais jamais, dans le plasmodium,
il n'y a de véritables fibrilles amorphes.

« Tout autre est l'aspect de la fibrine. Dans le
sang débarrassé de toute trace de plasmodium, on
voit la fibrine formée de longues trainées irrégulièrement anastomosées, à striation longitudinale
vague. Ces fibrilles sont parfois très longues et d'un

diamètre notable ; parfois, au contraire, sinueuses, irrégulières, d'un faible diamètre. Jamais ces fibrilles ne peuvent se résoudre en petits granules, la différence est donc très nette avec le plasmodium. » (HEIM, *Études sur le sang des crustacés décapodes*, Paris, 1892, p. 37.)

La coagulation du sang n'a pas été étudiée dans les autres groupes d'invertébrés et les quelques observations relatées dans les auteurs présentent trop peu d'intérêt pour que nous nous y arrêtions.

CHAPITRE XII

COAGULATION DU MUSCLE

Certains tissus, tels que le foie et le muscle su-
bissent après la mort dés modifications qu'on a rap-
prochées de la coagulation spontanée du sang.

Le tissu hépatique, alcalin pendant la vie, ne
tarde pas à devenir neutre, puis acide après la mort :
en même temps il devient plus résistant à la pression, moins transparent, comme fait le muscle en
état de rigidité cadavérique.

Le muscle vivant a une réaction alcaline ; après
la mort, il devient acide ; le muscle vivant est élastique ; le muscle mort devient rapidement rigide.

On admet souvent que cette rigidité du foie et
du muscle est un phénomène de même nature que
la coagulation du sang. Nous ne croyons pas que la
démonstration rigoureuse de cette assimilation ait
été faite, et nous admettons jusqu'à preuve du contraire que la rigidité cadavérique et la coagulation
du sang sont deux phénomènes cadavériques, mais
n'ont aucune autre ressemblance.

Le muscle subit bien une transformation de

même nature que la coagulation du sang; mais la rigidité cadavérique n'est pas la conséquence ou tout au moins n'est pas la conséquence immédiate de cette tranformation. C'est Kühne qui a étudié le premier cette transformation.

Le muscle est formé de deux parties : une partie liquide et une partie solide : un plasma et des éléments figurés. Il est difficile de séparer le plasma de ces éléments et de l'obtenir tel qu'il est pendant la vie, car il subit dans les tissus séparés de l'organisme vivant et soumis aux manipulations des transformations rapides et profondes. On y parvient cependant en congelant le tissu musculaire. Cette congélation n'altère pas le tissu du muscle : après réchauffement un muscle congelé recouvre sa souplesse et son excitabilité.

Kühne saigne une grenouille, expulse totalement son sang au moyen d'un courant intravasculaire d'eau salée refroidie, enlève les muscles, les refroidit à 0° pour les débarrasser de la lymphe qui les imprègne. Il les refroidit ensuite à — 7° et les broie dans un mortier maintenu à cette température. La masse broyée, réchauffée jusqu'à 0°, est soumise à l'action d'une forte presse : elle laisse échapper un liquide légèrement jaunâtre et opalescent, le plasma musculaire.

Ce liquide abandonné au réchauffement dans le laboratoire coagule, et le caillot se contracte très légèrement, en expulsant une petite quantité de liquide, le sérum musculaire. La coagulation commence toujours à se produire sur les parois des vases dans lesquels a été reçu le plasma musculaire ;

elle est accélerée par le battage; elle est rapide à une température de 40°. (KÜHNE, *Lehrbuch der physiologischen Chemie*, p. 272.)

La démonstration de la coagulation du plasma musculaire faite par Kühne pour le plasma des animaux à sang froid a été reprise par Halliburton sur les muscles des mammifères, et les résultats ont été identiques.

Nous admettrons donc que le muscle coagule comme le sang, spontanément, par suite d'une transformation en myosine d'une substance myosinogène existant dans le plasma musculaire.

Halliburton a voulu poursuive le parallèle entre les deux coagulations du muscle et du sang; il a étudié l'action des sels neutres, etc., sur cette coagulation du muscle, et conclu que cette coagulation était comme celle du sang un phénomène de fermentation chimique, une transformation d'une substance myosinogène en myosine sous l'influence d'un myosinferment. (HALLIBURTON, *On muscle plasma, J. of physiologie*, VIII, p. 133.)

Nous ne croyons pas que la démonstration soit suffisante, et nous sommes persuadé qu'Halliburton a considéré comme phénomènes de coagulation de la myosine dans la majorité des cas de simples phénomènes de précipitation physique.

Nous avons simplement voulu signaler le fait de l'existence d'un plasma et d'une coagulation musculaires; nous ne voulons pas exposer les nombreuses hypothèses qu'on a proposées à ce sujet : elles n'ont pas encore reçu l'appui d'une démonstration expérimentale.

DEUXIÈME PARTIE

COAGULATION (CASÉIFICATION) DU LAIT

CHAPITRE PREMIER

LE LAIT

Sous l'influence du labferment, principe actif de la présure, le lait est coagulé ou caséifié ; la caséine du lait subit une transformation chimique consistant essentiellement en un dédoublement, et l'un des produits de ce dédoublement donne, en présence des sels alcalino-terreux, un composé insoluble dans le lait, un caséum.

Avant d'aborder l'étude chimique des phénomènes de caséification du lait, il convient de rappeler brièvement les principales notions relatives à la constitution physique et chimique du lait dont la connaissance sera utile pour cette étude. Je pren-

drai comme type le lait le plus étudié, le mieux
connu, le lait de vache.

1. — CONSTITUTION PHYSIQUE DU LAIT

Lorsqu'on examine le lait au microscope, on
constate qu'il est constitué par un liquide incolore,
transparent, tenant en suspension des globules arrondis ou polyédriques par pression réciproque, à
contours très nets, à centre très brillant, qui lui
donnent sa teinte blanche et son opacité. Ces globules, dont le diamètre varie de deux à dix millièmes
de millimètre, ne sont pas les seuls éléments figurés
du lait: de fines granulations dont le diamètre est in-
férieur à un demi-millième de millimètre sont abondamment réparties dans le champ de la préparation.

Les globules du lait sont essentiellement constitués par la matière grasse du lait; les fines granulations sont du phosphate de chaux ou de la
caséine en suspension; le liquide, on pourrait dire
le plasma du lait, tient en solution des substances
albuminoïdes, des sels, du sucre de lait.

Lorsqu'on recueille le lait dans des conditions
telles qu'il ne puisse être envahi par les ferments
figurés, on peut le conserver indéfiniment sans
altérations (au moins sans altération apparente) et
mettre en évidence de la façon la plus saisissante
l'existence des éléments en suspension.

« L'aspect que prend ce lait au bout de quelques
semaines de repos absolu, dit M. Duclaux, mérite
d'être signalé.

« Tout au fond du vase, on peut voir un dépôt très peu abondant d'une substance solide qui tranche par sa blancheur sur le reste du liquide : c'est du phosphate de chaux tribasique. Examiné au microscope, il se présente comme une poussière dont les éléments ont moins d'un deux millième de millimètre et sont par conséquent de la plus grande ténuité.

« Au-dessus, le liquide est troublé par un autre dépôt beaucoup plus abondant, qui reste en suspension continue et dont la précipitation complète semble gênée par l'état muqueux et élastique des éléments qui le composent. Son épaisseur est variable... Dans un tube cylindrique, il n'occupe quelquefois pas plus du dixième de la hauteur totale ; quelquefois il en constitue, au contraire, les neuf dixièmes. Ce dépôt est formé de caséum solide, et visible au microscope comme un très fin précipité granuleux tapissant le champ de la vision d'un pointillé presque imperceptible.

« Au-dessus de ce liquide, que le dépôt de caséum rend plus ou moins trouble, existe un liquide translucide bien qu'opalescent, laissant passer une lumière un peu rougeâtre, mais assez débarrassé d'éléments solides pour permettre, sous une épaisseur de deux à trois centimètres, de lire des caractères d'imprimerie. Ce liquide, siphonné avec soin, précipité en blanc par les acides, se prend en masse opaque et porcelanique sous l'influence de la présure. Il renferme évidemment de la caséine en solution complète. Il y a donc dans le lait de la caséine dissoute et de la caséine en suspension.

« Enfin à la surface de notre lait s'est rassemblée la matière grasse. Elle forme une couche plus ou moins épaisse suivant les laits, plus ou moins résistante suivant qu'il y a eu plus ou moins d'évaporation superficielle. Mais les globules gras ont conservé leur forme et leurs dimensions et restent à l'état d'émulsion persistante. » (DUCLAUX, *Annales de l'Institut national agronomique*, IV, p. 25.)

Le plasma du lait tient en solution des substances albuminoïdes : caséine, lactalbumine, lactoglobuline; des sels, chlorures, phosphates, sels de potasse, de soude, de chaux, de magnésie; un sucre : la lactose.

La réaction du lait est neutre ou plus exactement amphotère, c'est-à-dire que le lait colore en rouge le papier bleu de tournesol, et en bleu le papier de tournesol rougi par un acide très dilué. (SOXHLET, *Journal für praktiche Chemie*, VI, p. 1.) Heintz a montré (*J. f. prakt. Ch.*, VI. p. 374.) que le papier bleu n'était pas vraiment rougi, et que le papier rouge n'était pas vraiment bleui : les deux papiers prennent une teinte violacée qui paraît bleue par contraste avec le rouge, et rouge par contraste avec le bleu; cette teinte violacée provient, d'après Heintz, de la présence dans le lait de phosphate monosodique et de phosphate disodique. Quoi qu'il en soit, on peut, après ces explications, admettre que la réaction normale du lait frais est neutre.

Les différents éléments du lait n'ont pas la même importance pour l'étude de la caséification de ce liquide : les globules du lait, les poussières en suspension, le sucre de lait, les sels alcalins ne jouent aucun rôle essentiel dans ce phénomène : il nous suffit d'avoir rappelé leur existence et signalé leur état dans le lait. Les substances albuminoïdes et les sels alcalinoterreux doivent au contraire être étudiés avec plus de détails, car ce sont eux qui interviennent dans le phénomène de coagulation du lait par la présure.

2. — COMBINAISONS CALCIQUES DU LAIT

Le lait contient des sels calciques et des sels magnésiens. Dans le lait de vache Filhol et Joly ont trouvé 3,87 p. 1 000 de phosphate de chaux et 0,86 p. 1 000 de phosphate de magnésie. Marchand, 3,46 p. 1 000 de phosphate de chaux et 0,66 p. 1 000 de phosphate de magnésie; Bunge 2,90 p. 1 000 de phosphate de chaux et 0,46 p. 1 000 de phosphate de magnésie, etc.

Le lait, ou tout au moins le lait conservé à l'abri des ferments figurés pendant longtemps, contient du phosphate de chaux à l'état solide, nous avons vu ce sel former au fond des vases un dépôt blanc. Mais le lait dans la mamelle, au moment de sa sécrétion, ne renferme pas nécessairement du phosphate de chaux à l'état solide en suspension dans le plasma : le lait au moment de la traite contient en effet une forte proportion de gaz carbonique (5 à 6 centimètres cubes p. 100 d'après Setschenow, 7 à 8 centimètres cubes p. 100 d'après Pflüger), capable de maintenir en solution une notable proportion, peut-être la totalité du phosphate de chaux, ce dernier sel se déposant lorsque le gaz carbonique se dégage dans l'atmosphère.

Quoi qu'il en soit, qu'il y ait ou non dans le lait, au moment où il est sécrété, du phosphate de chaux solide, le lait renferme certainement des combinaisons calciques solubles, soit des combinaisons salines, soit des combinaisons organométalliques. L'existence de ces combinaisons est mise en évidence par le fait suivant : Lorsqu'on ajoute au lait 1 à 2 grammes d'oxalate neutre de soude, de potasse ou d'ammoniaque par litre, ce lait n'est plus caséifié par la présure ; il ne redevient caséifiable que si l'on ajoute un excès de sel calcique soluble. Ceci prouve que le lait renferme en solution dans son plasma des combinaisons calciques précipitables par les oxalates alcalins, mais ne renseigne en rien sur la nature de ces combinaisons. L'étude des propriétés de la caséine nous montrera que très vraisemblablement ces combinaisons sont au moins pour une part des combinaisons caséino-calciques, combinaisons grâce auxquelles la caséine peut être en solution dans le lait.

3. — SUBSTANCES ALBUMNOÏDES DU LAIT

On a admis tout d'abord qu'il n'existait dans le lait qu'une seule substance albuminoïde, la caséine, substance qu'on ne retrouve dans aucun autre tissu ou liquide organique, et qu'on doit considérer dès lors comme caractéristique du lait. On a ensuite reconnu dans le lait normal la présence d'une lact-albumine et d'une lactoglobuline. On a même multiplié, comme à plaisir, le nombre des substances albuminoïdes du lait : on a décrit une albuminose, une lactoprotéine, une protéine du petit lait, une caséoalbumine, une caséoprotalbine, une orroprotéine, une lactosyntoprotalbine, un lactosyntogène, une lactopeptone, une lactopseudopeptone, etc... Des études critiques ont prouvé que ces différentes substances provenaient de transformations des substances albuminoïdes du lait par les réactifs employés pour les mettre en évidence et ne préexistaient pas dans le lait. La plupart des auteurs admettent aujourd'hui l'existence de trois substances albuminoïdes : la caséine, la plus abondante et la plus importante, la lacto-globuline et la lactalbumine.

Pour connaître les phénomènes chimiques de la coagulation du lait par la présure, il est indispensable d'étudier la nature et les propriétés de ces substances albuminoïdes et en particulier celles de la caséine ; c'est cette étude que nous nous proposons de faire, en la limitant aux points essentiels.

a) Caséine.

Lorsqu'on ajoute au lait de l'acide acétique à raison de un à deux millièmes, on détermine dans ce liquide la formation d'un abondant précipité floconneux. Ce précipité est formé par une substance albuminoïde, la caséine, entraînant les globules gras. On peut débarrasser ce précipité des sels et de l’acide qui le souillent par lavages à l’eau distillée ; on peut le débarrasser des globules gras par lavages à l’alcool et à l’éther, et obtenir ainsi la caséine séparée des autres éléments du lait.

Les propriétés de la caséine ont été étudiées, soit dans sa solution naturelle, le lait, soit dans les solutions artificielles. Hammarsten indique deux procédés permettant de préparer ces solutions artificielles. Le premier consiste essentiellement à précipiter la caséine en saturant le lait de chlorure de sodium à la température ordinaire et à la redissoudre dans l’eau. (HAMMARSTEN, *Ueber die Milchgerinnung und die dabei wirkenden Fermente der Magenschleimhaut. Maly’s Jahresbericht für Thierchemie*, 1872, p. 118.) Le second consiste à précipiter la caséine par l’acide acétique dilué et à la redissoudre soit dans le carbonate de soude en solution étendue, soit dans l’eau de chaux demi-saturée ; la solution est ensuite neutralisée exactement par l’acide phosphorique très étendu. (HAMMARSTEN, *Ueber den chemischen Verlauf bei der Gerinnung des Caseins mit Lab. Maly’s Jahresb. f. Thierchemie*, 1874, p. 135.)

Le lait frais à réaction normale amphotère et les solutions artificielles sodiques ou calciques de caséine peuvent être bouillis sans précipiter leur substance albuminoïde.

La caséine n’est pas précipitée par dilution de ses solutions. Elle n’est pas précipitée par un courant de gaz carbonique, même en présence d’un grand excès d’eau, pourvu que la solution ne soit pas acide. Al. Schmidt a montré qu’après enlèvement par la dialyse des sels alcalins du lait, la caséine reste en solution ; ce n'est que par une dialyse suffisamment prolongée pour enlever les sels alcalinoterreux que la caséine est peu à peu et complètement précipitée. (AL. SCHMIDT, *Beitrag zur Kenntniss der Milch, Maly's Jahresb. f. Thierch,* 1874, p. 154.)

Certains sels neutres, le sulfate d'ammoniaque, le sulfate de magnésie, le chlorure de sodium à saturation précipitent totalement la caséine de ses solutions. Les acides dilués peuvent aussi la précipiter, mais la précipitation n'est totale que pour une quantité déterminée d'acide : trop peu d'acide la précipite incomplètement ; trop d'acide redissout, au moins partiellement, le précipité formé.

Ainsi obtenue par les acides et débarrassée de ces acides par une série de lavages à l'eau distillée, la caséine est insoluble, ou tout au moins extraordinairement peu soluble dans l'eau et dans les solutions de chlorure de sodium et de sulfate de magnésie. Elle est au contraire facilement soluble dans les alcalis et les terres alcalines en solution étendue, ainsi que dans les carbonates alcalins et alcalino terreux, dont elle met en liberté le gaz carbonique ; ces solutions peuvent être exactement neutralisées par l'acide phosphorique : c'est dire que la caséine est soluble dans les phosphates neutres d'alcalis et de terres alcalines.

La prétendue insolubilité de la caséine dans les solutions salines neutres, sa solubilité dans les alcalis et les acides, avaient conduit la plupart des auteurs à rapprocher la caséine des alcalialbuminoïdes, dont elle ne différerait que par la propriété d'être caséifiée par la présure. — Arthus a montré récemment que la caséine peut se dissoudre abondamment dans certains sels neutres et particulièrement dans le fluorure de sodium, l'oxalate neutre de potasse. (ARTHUS, *Recherches sur quelques substances albuminoïdes*, Paris, 1893.) L'étude des propriétés de ces solutions salines présente un certain intérêt, car elle permet de séparer d'une façon absolue la caséine des alcalialbuminoïdes et conduit à en faire un groupe bien défini et bien séparé, le groupe de la caséine, dans lequel on doit faire rentrer quelques-uns de ses dérivés (caséogène et caséums).

Hammarsten a signalé la solubilité dans les solutions salines neutres de la caséine fraîchement et incomplètement précipitée du lait : ce caractère la rattacherait, d'après cet auteur, dans une certaine mesure des globulines. (HAMMARSTEN, *Zur Kenntniss des Caseins und der Wirkung des labfermentes : Centrablatt für die medic. Wissenschaften*, 1878, p. 470.)

La caséine, dit aussi Drechsel, n'est pas absolument insoluble dans les sels, surtout dans le chlorure de sodium : si on précipite partiellement la caséine du lait par une très petite quantité d'acide acétique, on peut la redissoudre en ajoutant une solution de chlorure de sodium. Si, au contraire, la caséine a été précipitée en flocons ou en grumeaux, elle est presque insoluble dans les sels. (DRECHSEL, *Hermann's Handbuch der Physiologie*, V, p. 551.

Enfin Limbourg parle incidemment de la solubilité de la caséine dans l'azotate de potasse. (LIMBOURG, *Ueber Lösung und Fällung von Eiweisskör-*

pern durch Salze : Zeitschrift fürphysiolog. Chemie,
1889, p. 455.)

Le fluorure de sodium neutre, en solution
aqueuse à 1, 2, 3, 4 p. 100, a la propriété de dissoudre la caséine, lentement à la température de
15°, plus rapidement à 40°, en quelques minutes à
100°. La quantité de caséine dissoute dans une solution fluorée à 1 p. 100 peut atteindre 1^{gr},40 etplus
pour 100 centimètres cubes de solution. La quantité dissoute dans une solution fluorée à 4 p. 100
a atteint dans une détermination 3^{gr},10.

L'oxalate neutre de potasse, l'oxalate neutre
d'ammoniaque dissolvent en solution à 1 pour 100
la caséine aussi abondamment que le fluorure de
sodium. D'autres sels, le chlorure de sodium en
particulier, dissolvent aussi la caséine, mais beaucoup moins abondamment que les précédents.
Lorsque la caséine est précipitée du lait par une
très faible quantité d'acide acétique, quantité insuffisante pour la précipiter totalement, elle est soluble dans le chlorhydrate d'ammoniaque à 5 p. 100
et le sulfate d'ammoniaque à 5 p. 100; abandonnée pendant 24 heures sous l'eau, elle devient
presque insoluble dans ces sels. Précipitée du lait
par l'acide acétique en léger excès, préparée par
dialyse prolongée du lait, la caséine est insoluble
dans le chlorhydrate d'ammoniaque et dans le sulfate d'ammoniaque.

Les solutions salines de caséine sont des liqueurs
légèrement opalescentes. Elles ne sont pas coagulées ou précipitées à l'ébullition; leur opalescence
est seulement parfois remplacée par une teinte lai-

leuse. Elles ne sont pas en général précipitées par dilution (les solutions fluorurées seules sont précipitées par la dilution, lorsque le rapport de la caséine dissoute au fluorure dissolvant est compris entre certaines limites). Elles sont toujours précipitées après dilution convenable par un courant de gaz carbonique et peuvent être totalement précipitées. Les acides étendus, en particulier les acides acétique et chlorhydrique, précipitent ces solutions, et pour une dose convenable les précipitent totalement. Les quantités d'acides nécessaires pour déterminer la précipitation totale des caséines de leurs solutions salines varient suivant la richesse de la solution en sel et en caséine. Le sulfate de magnésie à saturation, le sulfate d'ammoniaque à saturation, précipitent totalement la caséine de ses solutions salines. Le chlorure de sodium à saturation ne précipite pas les solutions fluorées ou oxalatées : il précipite au contraire totalement les solutions dans le chlorure de sodium, le chlorhydrate d'ammoniaque et le sulfate d'ammoniaque. Les solutions oxalatées et fluorées saturées de chlorure de sodium sont précipitées et totalement précipitées à la température d'ébullition.

Ainsi, les solutions de caséine présentent des caractères constants, quel que soit le dissolvant (sel neutre, alcali, terre alcaline, carbonate alcalin ou alcalino-terreux, phosphate alcalin ou alcalino-terreux) : elles sont incoagulables par la chaleur, totalement précipitées par les acides dilués, totalement précipitées à froid par le sulfate d'ammoniaque et le sulfate de magnésie dissous à satura-

tion à froid. Les solutions dans les sels diffèrent des
solutions dans les alcalis par leur précipitabilité
par dilution et gaz carbonique (quelques-unes par
leur non-précipitabilité par le chlorure de sodium
dissous à saturation).

Par ces caractères la caséine se rapproche des
globulines dans une certaine mesure ; par un
autre caractère elle s'en distingue de la façon
la plus absolue. La caséine est en effet une substance incoagulable : cette propriété est la plus
caractéristique de toutes les propriétés de la
caséine.

Si l'on fait bouillir dans l'eau de la caséine préparée par un procédé quelconque et purifiée par
lavages, si on maintient l'ébullition une heure et
plus, on ne coagule pas la caséine, car elle reste soluble dans le fluorure de sodium, le chlorhydrate
d'ammoniaque, le sulfate d'ammoniaque, les alcalis
étendus, etc. Elle n'est pas coagulée non plus par
ébullition dans des solutions salines saturées de
chlorure de sodium, de sulfate de soude, de sulfate
de magnésie, de sulfate d'ammoniaque, etc. L'alcool,
par un contact prolongé de plusieurs mois à la
température de 15° ou par un contact d'une heure
à la température d'ébullition, ne coagule pas la caséine : elle reste soluble et totalement soluble dans
les sels neutres. (ARTHUS, *Recherches sur quelques
substances albuminoïdes*, 1893.)

Tels sont les principaux caractères de la caséine
qu'il fallait rappeler avant d'aborder l'étude de ses
transformations par le labferment.

Sous quelle forme se trouve la caséine dans le

lait? Constitue-t-elle une enveloppe aux globules gras ? Est-elle à l'état de suspension ? Est-elle en dissolution dans le lactoplasma ?

Certains auteurs ont admis que les globules du lait avaient une membrane d'enveloppe. Ce serait à l'existence d'une telle membrane que serait due la persistance de l'émulsion lactée ; l'opération du barattage aurait pour but de rompre cette membrane et pour résultat de permettre aux globules gras mis en liberté de se souder entre eux. — Le lait traité par l'acide acétique précipite à la fois sa caséine et ses globules gras. Comment expliquer ce fait si on n'admet pas que la caséine dans le lait enveloppe de toutes parts le globule gras? — Le lait agité avec de l'éther ne lui cède pas sa matière grasse : nouvelle preuve de l'existence d'une membrane périglobulaire. Le lait traité par la soude et agité avec de l'éther abandonne sa matière grasse : l'enveloppe des globules serait donc une substance insoluble dans l'éther, soluble dans la soude : ce serait une substance albuminoïde : ce serait de la caséine.

M. Duclaux a montré que ces hypothèses devaient être écartées : les forces capillaires suffisent à expliquer les phénomènes qu'on observe dans le lait ; il est par conséquent inutile d'imaginer une membrane globulaire de caséine, membrane que personne n'a jamais vue, que personne n'a pu mettre en évidence par aucun réactif. (DUCLAUX, *Annales de l'Institut national agronomique*, IV.)

La caséine ne forme pas l'enveloppe des globules gras. Est-elle en suspension dans le lait? Est-elle en dissolution dans lactoplasma?

Nous avons rappelé précédemment comment M. Duclaux avait démontré dans le lait l'existence de caséine en suspension : « Dans du lait abandonné à lui-même, en dehors de toute substance étrangère, en dehors aussi de l'ingérence des microbes, la caséine tombait au fond du vase comme un corps solide, en vertu des lois de la pesanteur. » (DUCLAUX, *Deuxième mémoire sur le lait : Annales de l'Institut national agronomique*, 1883, p. 20.) Mais cette caséine en suspension ne représente qu'une partie de la caséine totale. Dans les laits aseptiques, abandonnés au repos, le lactoplasma « est encore assez fortement opaque, bien qu'il se soit débarrassé de caséine solide et qu'il ait laissé monter toute sa crème. Rougeâtre par transmission, il est gris bleuâtre par réflexion. Il renferme de la caséine, qui forme pellicule quand on l'évapore comme le fait le lait. Une goutte de dissolution de chlorure de calcium opacifie la liqueur et la fait prendre au bout de quelque temps en une masse gélatineuse. Elle a l'air parfaitement homogène et passe intégralement à travers les filtres de papier. Mais on peut en séparer une substance nouvelle par un moyen encore purement physique, en ayant recours à la filtration à travers des parois poreuses. » (DUCLAUX, *Deuxième mém. sur le lait : Ann Inst. nat. agron.*, 1883, p. 21.) Dans ces conditions une notable proportion de la subtance albuminoïde qu'on pourrait croire en solution complète, puisqu'elle traverse le filtre de papier, reste à la surface du filtre de porcelaine : elle se trouve par conséquent dans un état particulier, l'état muqueux ou colloïdal. Le liquide qui filtre à travers la porcelaine renferme encore un peu de caséine, celle-ci à l'état de solution complète.

En résumé, la caséine, d'après M. Duclaux, existerait dans le lait sous trois états : l'état solide, l'état muqueux, l'état de solution parfaite.

On ne doit pas admettre sans réserves cette conception. Toutes les substances albuminoïdes en solution, l'albumine d'œuf, la sérumglobuline, etc., sont partiellement retenues par le filtre de porcelaine dégourdie ; une solution de ces substances perd une partie de sa matière à chaque filtration nouvelle : on peut donc penser qu'il n'y a pas lieu d'établir de distinction entre la caséine dissoute et la caséine à l'état muqueux du lait. Quant à la caséine en suspension, rien ne démontre qu'elle existe dans le lait au moment de sa formation ; peut-être provient-elle de la décomposition de quelque composé soluble du lait.

Ce composé soluble, ou au moins cette forme de la caséine soluble du lait, le caséinogène des auteurs anglais, différerait de la caséine précipitée par les acides, la dialyse, etc. En traitant le lait par le chlorure de sodium à saturation, on précipite ce caséinogène et non pas la caséine. Le précipité par le chlorure de sodium se dissout en effet dans l'eau grâce au sel qui l'imprègne (HALLIBURTON, *Text-book of chemical physiology and pathology*, 1891) ; la caséine au contraire est fort peu soluble dans les solutions étendues de chlorure de sodium.

Les états physique et chimique de la caséine dans le lait sont donc, à l'heure présente, encore mal connus. Il fallait citer les opinions des auteurs à ce sujet ; il est inutile de les discuter avec plus de détails.

b) Lactalbumine et lactoglobuline.

Le lait ne renferme-t-il que de la caséine, ou bien contient-il en outre une albumine et une globuline, comme l'admet aujourd'hui la majorité des auteurs ? La caséine étant une substance incoagulable, tandis que l'albumine et la globuline sont des substances coagulables, la question se ramène à celle-ci : Le lait contient-il des substances albuminoïdes coagulables ?

Hammarsten et Sebelien admettent dans le lait l'existence d'une lactalbumine et d'une lactoglobuline ; M. Duclaux soutient l'opinion contraire.

Lorsqu'on sature le lait de chlorure de sodium à la température de 15-20°, on détermine une précipitation de la caséine. La liqueur, séparée du précipité, précipite lorsqu'on la sature de sulfate de magnésie ; elle contient donc une globuline, une lactoglobuline.

Lorsqu'on sature le lait de sulfate de magnésie à 15-20°, on détermine une précipitation de la caséine et de la lactoglobuline. La liqueur, séparée du précipité, précipite par l'acide acétique ou par le sulfate de soude à saturation : elle contient donc une albumine, une lactalbumine. (HAMMARSTEN, *Zur Frage ob das Casein ein einheitlicher Stoff sei. Zeitschrift für physiolog. Chemie*, 1883, p. 250. — SEBELIEN, *Beitrag zur Kenntniss der Eiweisskörper der Kuhmilch. Zeitschrift für physiolog. Chemie.*, 1885, p. 454.)

M. Duclaux combat ces interprétations. « Le sulfate de magnésie, dit-il, est incapable de servir à démontrer dans le lait la présence de l'albumine... Je ne veux pas affirmer, ajoute-t-il, que dans certains laits pathologiques ou autres il n'y ait jamais d'albumine, et que ceux qui ont cru en trouver se sont trompés. Mais je crois pouvoir dire que les preuves qu'on a données à ce sujet sont à reprendre... » (DUCLAUX, *Mémoire sur le lait: Ann. de l'Inst. nat. agron.*, t. IV, p. 34 et 36.) La caséine du lait, la caséine authentique, possède dans les conditions ordinaires, ou peut acquérir, sous l'action de l'eau et du temps, toutes les propriétés et toutes les réactions dont on a pu se faire un argument pour l'établissement d'espèces chimiques nouvelles ; de sorte que, dans mon opinion, le lait ne renfermerait, en fait de matière albuminoïde, que de la caséine à divers degrés de solution... Ce que je veux chercher à démontrer, c'est que l'albumine du lait, sa caséine et sa lactoprotéine ne sont qu'une seule et même chose, de la caséine à des degrés divers de solution. » (DUCLAUX, *Deuxième Mémoire sur le lait Ann. de l'Inst. nat. agron.*, t. VIII, p. 4 et 18.)

Répondant à ces critiques, Sebelien étudie les deux substances qu'on considère comme une lactalbumine et une lactoglobuline ; il les prépare en partant du lait, en fait des solutions, et montre que ces solutions possèdent les propriétés des albumines et des globulines, leurs solubilités, leurs coagulabilités, leurs précipitabilités, et que la lactoglobuline ne peut être considérée comme un reste de caséine modifiée, non précipitée par la chlorure de

sodium. La lactoglobuline présente les propriétés
de la sérumglobuline ; la lactalbumine est voisine
de la sérumalbumine dont elle ne diffère que par
son pouvoir rotatoire. Le lait renfermerait donc
bien au moins deux substances albuminoïdes différentes de la caséine. (SEBELIEN, *Beitrag zur Kenntniss der Eiweisskörper der Kuhmilch. Zeitschrift
für physiolog. Chemie*, 1885, p. 445.)

Les expériences suivantes d'Arthus confirment
les interprétations d'Hammarsten et de Sebelien en
prouvant qu'il existe normalement dans le lait, à
côté de la caséine, des substances albuminoïdes
coagulables.

Le lait traité par une quantité convenable d'acide
acétique dépose sa caséine ; la liqueur filtrée coagule
par la chaleur d'ébullition : le coagulum produit
est insoluble dans le fluorure de sodium, l'oxalate
neutre d'ammoniaque et l'oxalate neutre de potasse. Ce n'est pas de la caséine.

Le lait (fluoré à 1 p. 100) soumis à la dialyse en
présence d'eau distillée précipite sa caséine. La liqueur séparée de ce précipité renferme encore des
substances albuminoïdes. Portée à l'ébullition, elle
fournit des flocons qui, séparés par le filtre, sont
insolubles dans le fluorure de sodium. Ce sont donc
des substances albuminoïdes coagulables.

Le lait saturé de chlorure de sodium ou de sulfate de magnésie à froid précipite sa caséine. La
liqueur filtrée, séparée du précipité, donne par
l'ébullition un coagulum complètement insoluble
dans le fluorure de sodium à 1 p. 100.

Ces trois expériences prouvent nettement que le

lait renferme outre sa caséine des substances albuminoïdes coagulables, c'est-à-dire essentiellement différentes de la caséine. (ARTHUS, *Recherches sur quelques substances albuminoïdes*, 1893.) Les recherches de Sebelien prouvent que ces substances sont un mélange d'albumine et de globuline.

Aucune détermination précise n'a été faite jusqu'à ce jour de la quantité de ces substances albuminoïdes coagulables; aucune méthode n'a encore été proposée pour les séparer de la caséine. On peut seulement dire que dans le lait de vache normal, elles sont infiniment moins abondantes que la caséine, cette dernière représentant de beaucoup la plus grande partie des substances albuminoïdes du lait. Mais l'existence d'albumine et de globuline dans le lait est un fait absolument incontestable et extrêmement important.

CHAPITRE II

CASÉIFICATION DU LAIT

1. — CASÉIFICATION DU LAIT

Le lait subit sous l'influence de la caillette de veau une transformation remarquable : il est caséifié ; sa caséine est transformée et précipitée. La même transformation est produite par des substances d'origine différente connues sous le nom général de présures. Les présures les plus employées dans l'industrie (fabrication des fromages) sont celles tirées des caillettes de veau et de chevreau ; on démontrera ultérieurement qu'on peut préparer d'autres présures, animales ou végétales.

Supposons qu'on fasse agir sur du lait maintenu à une température de 30 à 40° un fragment de caillette de veau fraîche ou desséchée à basse température, on observera les phénomènes suivants :

« Le lait devient d'abord un peu moins fluide, puis pâteux, et finit par former une masse blanche éclatante comme de la belle porcelaine, ayant la consistance d'une gelée très épaisse, à la fois élastique et cassante, et se divisant, lorsqu'on la brise, en fragments irréguliers dont les angles solides conservent des arêtes vives.

« Peu à peu pourtant, surtout si, comme dans la fabrication des fromages, on provoque la division de la masse en morceaux très petits, que l'on malaxe doucement dans le liquide, ces morceaux exsudent le liquide qui les imprègne et se contractent jusqu'au tiers ou au quart de leur volume primitif. Ainsi condensé, le caséum n'est plus cassant, il a pris au contraire une sorte de plasticité dont on peut profiter pour souder ensemble tous ses éléments épars. Il suffit pour cela de promener circulairement d'un mouvement très lent, dans le liquide qui les contient, une planchette qui se trouve bientôt avoir réuni et poussé devant elle les fragments de caillé. La douce pression qui provient de la résistance du liquide au mouvement qu'on lui communique a bientôt fait de tout une masse unique, qu'on peut séparer, pétrir pour la débarrasser autant que possible du sérum, et amener à n'occuper que les dix ou quinze centièmes du volume du lait qui l'a fournie.

« Ce coagulum a englobé et retient la presque totalité de la matière grasse du lait ; et si on a bien opéré, le sérum qu'on obtient est transparent, coloré d'une teinte jaune verdâtre très pâle. Le caillé contient aussi plus des deux tiers et quelquefois la presque totalité du phosphate de chaux du lait. Il entraîne naturellement celui qui est en suspension, mais aussi une partie de celui qui est dissous, ce dernier pourtant plus difficilement que l'autre... (DUCLAUX, *Mémoire sur le lait : Ann. de l'Inst. nat. agron.*, t. IV, p. 37.)

Cette action de la présure ou de la caillette de veau est connue de temps immémorial, mais on a pendant longtemps supposé qu'elles n'agissaient qu'indirectement en favorisant la production d'acide lactique. Liebig admet que sous l'influence de la présure le sucre de lait se transforme en acide lactique, et que ce dernier s'empare de l'alcali qui, dans le lait, tient en dissolution la caséine.

Cette théorie de Liebig qui assimile la production du fromage à la précipitation de la caséine par les acides prend son origine dans l'observation des modifications que subit le lait dans la coagulation dite spontanée. On sait en effet que le lait abandonné à lui-même à une température de 15 à 20° ne tarde pas à cailler; que dans ce lait le sucre de lait s'est transformé en acide lactique, et que c'est grâce au développement de cet acide que la caséine est précipitée.

Cette première notion a été réfutée par les travaux plus récents, parmi lesquels on doit citer en première ligne ceux de Selmi, Heintz, Alex. Schmidt et Hammarsten. Il a été établi que la coagulation du lait par la caillette peut s'accomplir en milieu neutre, sans que le liquide devienne acide et dans du lait complètement débarrassé de sucre de lait.

C'est à un savant italien, Selmi, que revient l'honneur d'avoir démontré le premier vers 1846 que la présure agit indépendamment de l'acide lactique. Il prit du lait très frais, franchement alcalin, le chauffa à 40° avec un peu d'infusion de muqueuse stomacale de veau, et constata que la coagulation se produisait en quelques minutes sans que le liquide devînt acide. Dans une autre circonstance, il rendit le lait alcalin en y ajoutant de la soude caustique ou carbonatée et le coagula ensuite par la muqueuse gastrique de veau sans lui faire perdre sa réaction alcaline.

Heintz, dans un travail publié en 1872, fait remarquer aussi que le lait complètement neutre coagule sous l'influence de la macération de caillette neutre. (HEINTZ, *Ueber die Ursache der Coagulation des Milchcaseins durch Lab. Journal f. prakt. Chemie*, 1872.)

Al. Schmidt et Olof Hammarsten (1871-72) ont bien mis ce fait en évidence. La coagulation se produit donc indépendamment de la présence d'un acide, par une action spécifique de la muqueuse gastrique, laquelle renferme un agent particulier, un ferment soluble qu'Hammarsten a appelé *lab-ferment*.

On peut résumer de la façon suivante les faits qui ont conduit à rejeter l'action des acides dans la coagulation du lait et à admettre l'existence d'un ferment.

Si à du lait frais — présentant la réaction amphotère, ou rendu très légèrement alcalin par addition d'un peu de soude caustique étendue — on ajoute un peu d'une macération neutralisée de caillette, on observe une coagulation qui, à 36°, peut se produire en quelques minutes si complètement qu'on ne peut plus reconnaître même des traces de caséine dans le petit lait. La réaction au tournesol ne s'est modifiée ni pendant ni immédiatement après la coagulation : elle est restée amphotère ou alcaline.

Des solutions de caséine complétement débarrassées de sucre de lait, dans lesquelles, par conséquent, la formation d'acide lactique est impossible, sont capables de coaguler. Pour préparer ces solutions, Hammarsten emploie un procédé qui a été précédemment rappelé : il ajoute à un volume de lait deux volumes d'une solution saturée de chlorure de sodium et des cristaux pulvérisés de chlorure de sodium et des cristaux pulvérisés de clorure de sodium (contenant des impuretés calciques). Le précipité ainsi obtenu, contenant caséine et graisse, est lavé avec une solution salée concentrée, puis redissous dans l'eau, débarrassé du beurre par battage, filtré sur toile. En répétant ces manipulations, on obtient une liqueur ne con tenant pas de sucre de lait, capable de coaguler par la macération de caillette neutre en un temps très court, que la liqueur ait une réaction amphotère ou légèrement alcaline.

Hammarsten a pu préparer une solution de ferment n'ayant pas d'action sur le sucre de lait et capable de provoquer presque instantanément la coagulation du lait.

Enfin le composé résultant de la coagulation du lait diffère par sa composition chimique et ses propriétés suivant que la coagulation est produite par un acide ou par la caillette de veau. Nous reviendrons sur ce point ultérieurement en étudiant les propriétés du caséum.

La présure agit donc autrement qu'en acidifiant le lait : elle doit ses propriétés à un ferment soluble ; la caséification du lait est un phénomène de fermentation chimique.

L'agent actif de la présure est un ferment, parce qu'il est détruit par une température élevée et parce qu'on peut l'en extraire par les procédés généraux de préparation des ferments solubles, notamment par précipitation par l'alcool et redissolution dans l'eau. Nous reviendrons dans la suite sur la production, la préparation, les propriétés et la nature de ce ferment.

Nous avons vu précédemment le lait se transformer sous l'influence du ferment de la présure, du labferment (pour lui conserver le nom que lui a donné Hammarsten) : le lait pris en masse a peu à peu exsudé un liquide clair, le lactosérum, pendant que la masse solide, le caséum, se rétractait. Étudions la composition du lactosérum et les propriétés du caséum.

Le lactosérum renferme le sucre et des sels du lait ; il contient des substances albuminoïdes. Porté à l'ébullition, il donne un coagulum floconneux plus ou moins abondant. Ce coagulum est composé de substances albuminoïdes autres que la caséine et le caséum, car il est complètement insoluble dans le fluorure de sodium, l'oxalate de potasse et l'oxalate d'ammoniaque ; il est formé d'albumine et de globuline coagulées. Si en effet on traite le lactosérum par le sulfate de magnésie à saturation ou par le chlorure de sodium à saturation, on détermine la formation d'un précipité : ce précipité redissous dans l'eau légèrement salée montre toutes les propriétés d'une globuline : c'est de la lactoglobuline. La liqueur saturée de sulfate de magnésie, séparée par filtration du précipité de globuline et débarrassée de la plus grande partie du sulfate de magnésie par la dialyse, coagule à l'ébullition : elle contient par conséquent une albumine, de la lactalbumine.

Le lactosérum, acidulé légèrement par l'acide acétique, porté à l'ébullition, débarrassé par filtration du coagulum produit, contient encore des matières albuminoïdes qu'on peut mettre en évidence par la réaction du biuret, par la réaction de Millon, par la réaction xanthoprotéique, par précipitation par le ferrocyanure de potassium acétique, par le tannin acétique, etc. Cette matière n'est pas coagulée par la chaleur, n'est pas précipitée par les acides; elle se rapproche des protéoses; on pourrait l'appeler la lactosérumprotéose; c'est ce que les auteurs allemands appellent Molkeneiweiss. Nous reviendrons ultérieurement sur les propriétés de cette substance.

Le caséum, produit insoluble dans le lait de l'action du labferment sur la caséine du lait, est une substance insoluble dans l'eau, soluble dans les alcalis étendus, les terres alcalines, les carbonates alcalins. Les solutions de caséum dans les alcalis ou les carbonates alcalins dilués peuvent être neutralisées exactement par l'acide phosphorique sans précipiter. Les solutions ainsi neutralisées présen-

tent la plupart des propriétés des solutions phosphosodiques de caséine; elles sont incoagulables
par la chaleur, elles ne sont précipitées ni par la
dilution, ni par le gaz carbonique, même en présence d'un excès d'eau. Elles sont précipitées par
les acides étendus et par les sels neutres, sulfate
d'ammoniaque, sulfate de magnésie, chlorure de
sodium. Elles sont aussi précipitées par de très
faibles quantités de sels calciques, ce qui les distingue des solutions phosphosodiques de caséine,
qui ne précipitent que par l'addition de fortes proportions de ces sels. Cette précipitabilité du caséum
par les sels calciques explique son insolubilité
dans l'eau tenant en suspension du carbonate de
chaux. Les solutions de caséum dans l'eau de chaux
ne peuvent pas être neutralisées par l'acide phosphorique dilué sans précipiter leur caséum, nouveau caractère qui les distingue des solutions de
caséine dans l'eau de chaux.

Le caséum et la caséine présentent encore deux
caractères différentiels, deux caractères spécifiques.
La caséine précipitée du lait par un acide étendu,
par l'acide acétique dilué par exemple, peut être
obtenue exempte de matières minérales par une
série de lavages à l'eau; le caséum renferme toujours du calcium en quantité sensiblement constante, 4,25 à 4,75 p. 100 (évalué en chaux). Le caséum, comme la caséine, se dissout dans les alcalis
et dans les acides, mais il exige pour se dissoudre
5 à 6 fois plus d'alcali et 10 à 12 fois plus d'acide
que la caséine.

Il ne faut pas croire cependant que le caséum

diffère beaucoup de la caséine; nous venons de signaler quelques caractères différentiels, mais les caractères communs sont fort nombreux et fort importants; nous en avons déjà signalé quelques-uns. Il y en a d'autres. Le caséum, comme la caséine, se dissout dans certains sels neutres : le fluorure de sodium, l'oxalate neutre de potasse, l'oxalate neutre d'ammoniaque, le phosphate d'ammoniaque, le nitrate d'ammoniaque; il est plus facilement, plus rapidement, plus abondamment soluble que la caséine. Il est également un peu soluble dans le chlorhydrate d'ammoniaque et le sulfate d'ammoniaque à 2 p. 100 et à 5 p. 100.

Les solutions salines de caséum présentent les mêmes propriétés que les solutions salines de caséine; elles sont incoagulables par la chaleur, précipitées par dilution et gaz carbonique, précipitées par les acides étendus, par le sulfate d'ammoniaque, le sulfate de magnésie à saturation, etc.

Enfin, le caséum comme la caséine est incoagulable soit par la chaleur seule, soit par la chaleur en présence de solutions salines concentrées, soit par l'alcool froid ou bouillant.

De ce court résumé des propriétés du caséum nous retiendrons qu'il présente la plupart des propriétés chimiques de la caséine, notamment son incoagulabilité; il se distingue de cette dernière par son insolubilité dans les sels calciques, par sa solubilité moindre dans les alcalis et les acides, et surtout par sa teneur constante en matières minérales calciques.

La rapidité avec laquelle se fait la transformation

de la caséine en caséum sous l'influence d'une même quantité de labferment dépend de la température, de la réaction, et de la quantité et de la nature des matières salines du lait.

Le lait n'est pas caséifié à une température basse voisine de 0°; le labferment n'agit pas au-dessous de 15° à 20°. A partir de cette température l'action devient d'autant plus rapide que la température est plus élevée jusqu'au voisinage de 40° (d'après les expériences concordantes de Segelcke et Storch et de Martiny et Fleischmann). Au delà de 40°, elle diminue progressivement, pour cesser complètement vers 60 à 65°.

Les acides minéraux ou organiques ajoutés au lait en petite proportion favorisent beaucoup l'action du labferment ; l'acidité du lait doit d'ailleurs toujours être insuffisante pour précipiter la caséine à la température de caséification.

Au contraire, les bases retardent l'action du ferment, quelle que soit la base employée, potasse, soude, ammoniaque, baryte, chaux. Les carbonates alcalins se comportent comme les alcalis : ils retardent la caséification.

L'action du gaz carbonique est intéressante à étudier. On sait en effet que le lait, au moment où il sort de la mamelle, est chargé de gaz carbonique qu'il abandonne assez rapidement. Si on fait passer un courant de gaz carbonique dans du lait, ou si on expose du lait dans une atmosphère de ce gaz, la rapidité de caséification, toutes choses égales d'ailleurs, est augmentée. Cette accélération est due à la présence de gaz carbonique et non à une mo-

dification persistante du lait, car si on abandonne
à l'air libre, ou si on maintient dans le vide ce lait
carboniqué, il redevient ce qu'il était avant le passage du gaz carbonique.

Enfin les sels alcalinoterreux, les chlorures de
calcium, baryum, strontium, magnésium, les phosphates alcalinoterreux dissous dans l'eau chargée
de gaz carbonique, favorisent aussi très énergiquement la caséification du lait par le labferment.

2. — LE LABFERMENT

Le labferment, principe actif des présures, est produit par la muqueuse gastrique des jeunes mammifères : c'est toujours cette muqueuse gastrique ou
un extrait de cette muqueuse qui sert industriellement à la fabrication des fromages. Il existe de
nombreux procédés pratiques pour préparer les solutions de labferment.

« La présure la plus anciennement connue et utilisée, dit M. Duclaux, est celle qu'on trouve dans
l'estomac des jeunes mammifères en lactation et
qu'on retire surtout de la caillette de veau. Cette
présure y est sécrétée par la muqueuse stomacale,
et se répand de là dans la masse alimentaire. Elle
imprègne aussi, après la mort, la tunique musculaire externe, qui peut coaguler alors le lait comme
la muqueuse, bien qu'avec moins de rapidité...

« Il est possible de faire servir à la préparation de
la présure autre chose que des caillettes de veau
très jeune ; mais... celles-ci sont toujours préférables.

La présure y est seule et n'est mélangée d'aucune autre diastase pouvant contrarier ou masquer son action.

« Le meilleur procédé de préparation est de laver l'estomac frais à grande eau, puis de le gonfler et de l'abandonner à l'air pendant quelques semaines. L'expérience a montré l'utilité de cette pratique... On y gagne ceci que, pendant la dessiccation à laquelle on soumet l'estomac, on coagule, ou au moins on rend insoluble une matière muqueuse gluante, qui rend visqueuses et mousseuses les macérations d'estomac frais et dont les proportions sont très réduites avec l'estomac sec. Cette matière gélatineuse existe surtout dans la région qui avoisine le pylore, où la muqueuse de l'estomac a, du reste, un aspect particulier. Aussi est-il bon de séparer cette partie, plus riche en mucus et moins riche en présure ; on coupe le reste en petits morceaux qu'on fait macérer pendant deux ou trois jours dans dix fois le poids d'une solution à 5 p. 100 de sel marin. Au bout de ce temps, on ajoute encore 5 p. 100 de sel marin, 10 p. 100 d'alcool, ou, ce qui revient au même, 5 p. 100 d'acide borique ; on décante après avoir laissé déposer, on filtre la partie trouble du liquide, dont on mélange les deux portions, et on conserve au frais.

« On n'utilise ainsi que la présure existant dans la muqueuse. C'est là en effet qu'elle est la plus abondante et aussi la plus pure... Mais on peut en général, sans de grands inconvénients, utiliser en outre toute celle que renfermait au moment de la mort la masse alimentaire de l'estomac, formée de grumeaux plus ou moins solides de caséum coagulé. Un des moyens les plus anciennement employés pour la préparation de la présure consiste à laver superficiellement et à égoutter les grumeaux, qu'on réintroduit dans la poche stomacale. Puis on dessèche le tout à l'air aussi rapidement que possible. Une caillette bien préparée doit avoir une couleur jaune-brun, ne pas présenter de moisissures, et ne dégager aucune mauvaise odeur. Elle doit de plus ne pas être trop vieille au moment de son emploi. Lorsqu'elle a un an de date, ses propriétés sont fort affaiblies ou même ont disparu. Pour l'usage, on la coupe en fragments qu'on met à infuser dans l'eau.

« Enfin dans un procédé plus vulgaire, on se contente de couper en morceaux un estomac frais avec son contenu, et de laisser le tout macérer pendant vingt-quatre heures dans l'eau fraîche, à laquelle on a ajouté un peu de sel, de façon à éviter une fermentation ou une putréfaction trop rapides. » (DUCLAUX, *Mémoire sur le lait: Annales de l'Inst. nat. agron.*, IV, p. 55.)

Pour obtenir des solutions brutes de labferment, on fait digérer l'estomac d'un veau nourri au lait dans de la glycérine : on obtient ainsi une liqueur très active, dont une goutte suffit pour caséifier en quelques minutes 100 cc. de lait à 40°.

On peut faire aussi digérer une caillette de veau dans 200 cc. d'acide chlorhydrique à 1 ou 2 p. 1000 pendant 24 heures, puis filtrer et neutraliser exactement.

Soxhlet épuise la caillette par une solution de

chlorure de sodium à 5 p. 100 et conserve cet extrait en ajoutant 4 p. 100 d'alcool ou d'acide borique.

On obtient une solution plus pure et encore très active en précipitant par l'alcool l'extrait glycérique brut et dissolvant le précipité dans l'eau.

Erlenmeyer fait macérer pendant huit jours la caillette dans une solution d'acide salicylique ; il précipite le ferment de cette solution par l'alcool et redissout dans l'eau.

Hammarsten prend la solution brute de lab, la débarrasse de peptone (comme il sera dit plus loin), puis précipite par l'acétate de plomb. Le précipité formé est décomposé par l'acide sulfurique très étendu : cette solution acide ne renferme que des traces d'albumine. Le lab en est précipité par différents procédés employés pour précipiter les ferments solubles, soit avec une solution de cholestérine, soit avec une solution aqueuse de savon. Le lab ainsi entraîné est ensuite redissous dans l'eau.

Hammarsten a étudié les propriétés des solutions de ce ferment. Les solutions de lab ne coagulent pas à l'ébullition, ne sont précipitées ni par l'acide nitrique, ni par l'iode, ni par le tannin : elles sont précipitées par l'acétate basique de plomb. Le lab ne dialyse pas à travers le parchemin ; il traverse difficilement les filtres de porcelaine.

Ce ferment est rapidement détruit à une température élevée, surtout en présence d'acide chlorhydrique : une liqueur très riche en lab, renfermant 0,003 d'acide chlorhydrique, perd tout son ferment quand on le maintient quarante-huit heures à 40°. En milieu neutre, il est beaucoup plus stable. Les alcalis caustiques le détruisent rapidement : il suffit de 0,025 p. 100 de soude pour rendre absolument inactive à la température ordinaire en vingt-quatre heures une solution très riche en labferment.

Le lab, comme la pepsine, n'a pas pu être préparé chimiquement pur ; c'est-à-dire que ses propriétés comme individu chimique et sa composition sont inconnues. Mais Hammarsten a montré que le lab-ferment ne doit pas être confondu avec la pepsine.

La macération de caillette de veau acidifiée à 0,003 par de l'acide chlorhydrique perd toute action coagulante (après neutralisation), si on la maintient 48 heures à 40° ; mais elle peut encore peptoniser la fibrine en milieu chlorhydrique, c'est-à-dire renferme encore de la pepsine. La pepsine et le labferment sont donc deux ferments distincts.

Hammarsten a pu les séparer par un autre procédé. Il a vu que le carbonate de magnésium dans les macérations de caillette entraîne toute la pepsine, mais n'enlève pas tout le labferment, dont une partie reste dans le filtrat. On obtient ainsi des solutions qui caséifient rapidement le lait et n'exercent aucune action sur la fibrine en milieu chlorhydrique.

Hammarsten a montré que le lab existe dans la muqueuse gastrique, soit dans le grand cul-de-sac, soit dans la région pylorique. Ce n'est que dans la muqueuse du veau et de l'agneau qu'on trouve de grandes quantités de lab véritable ; ailleurs on n'en trouve que des traces ou même pas du tout. Mais il a reconnu que toutes les muqueuses gastriques renferment une substance soluble dans l'eau qui

n'est pas du labferment, mais qui, sous l'influence
de l'acide chlorhydrique à 1 p. 1000 ou de l'acide lactique, donne rapidement du labferment. On peut
prendre par exemple une muqueuse gastrique de
brochet, la hacher, la faire macérer pendant vingt-
quatre heures dans l'eau et filtrer : ce filtrat aqueux
ne coagule pas le lait à 37-40°, même en huit heures ;
mais si à ce filtrat on ajoute de l'acide chlorhydrique jusqu'à 1 p. 1000 et si on neutralise au bout
de quelques heures par un alcali, ce liquide neutre
coagule le lait. On peut déjà dans le filtrat acidifié
constater la présence du lab au bout de quelques
minutes.

Les faits établis par Hammarsten ont été plus récemment vérifiés par Grützner et par Heidenhain.
Ces auteurs ont constaté que les glandes pyloriques
produisent du lab comme celles du grand cul-de-sac
de l'estomac, mais moins abondamment. Grützner
a montré que la teneur de la muqueuse gastrique
en labferment est toujours parallèle à sa teneur en
pepsine aux différents stades de la digestion. Heidenhain en conclut que ces deux ferments ont
vraisemblablement la même origine, à savoir les
cellules des glandes pyloriques et les cellules principales (les Hauptzellen d'Heidenhain) des glandes
du grand cul-de-sac. Cette conclusion acquiert une
grande certitude par suite de cette remarque de
Grützner que, chez la grenouille, où la muqueuse
gastrique ne contient pas de pepsine, elle ne contient pas de labferment ; par contre, ces deux ferments se rencontrent en abondance dans les glandes
de l'œsophage.

Arthus et Pagès ont montré que le contenu de l'estomac des mammifères renferme toujours du lab lorsqu'il est acide ou qu'il a été acidifié ; sinon il peut ne contenir que du proferment, c'est-à-dire une substance capable de se transformer en ferment sous l'influence des acides étendus. Les macérations aqueuses de muqueuses gastriques renferment du proferment, pas de ferment, pourvu que ces macérations soient neutres. Les macérations chlorhydriques, ou en général les macérations acides de muqueuses gastriques, contiennent du labferment. Ce n'est que chez l'animal jeune, en lactation, que le contenu de l'estomac et les macérations aqueuses de muqueuses gastriques, même absolument neutres renferment du labferment. (ARTHUS et PAGÈS, *Recherches sur la digestion gastrique du lait : Mémoires de la Société de biologie*, 1890.)

Des recherches de cliniciens ont établi l'existence normale du lab dans la sécrétion gastrique de l'homme adulte. J. Boas a cherché ce ferment chez plusieurs individus sains et l'a constamment trouvé. Après un déjeuner composé d'un morceau de pain blanc et de deux ou trois verres d'eau, il recueille le contenu de l'estomac, le filtre et le neutralise rigoureusement. Ce liquide coagule assez rapidement le lait. (J. BOAS, *Ueber das Labferment im gesunden und kranken Magen. Centrabl. f. die med. Wiss*, 1887.)

Boas trouve encore chez l'homme le proferment caractérisé par sa résistance plus grande aux alcalis et à une température élevée. Il admet que ce proferment est la véritable sécrétion des glandes de l'estomac et qu'il se transforme en labferment sous l'action des acides libres. (J. Boas, *Untersuchungen über das Labferment. Zeitschrift für klin. Med.*, XIV.)

Klemperer confirme la présence dans le suc gastrique de l'homme sain du proferment. Ce proferment existerait seul pendant le jeûne ou au commencement de la digestion; pendant la digestion il se rencontrerait à côté du ferment. (KLEMPERER, *Die diagnostische Verwerthbarkeit des Labfermentes. Zeitschrift für klin. Med.*, XIV.)

Le labferment n'existe pas seulement dans les muqueuses et contenus gastriques des animaux: on le rencontre aussi chez les végétaux. Dans l'ouest de la France on emploie les fleurs d'artichauts à la préparation d'un caséum qu'on désigne sous le nom de caillebotte, et qui ne diffère pas du caséum obtenu par la présure animale.

« Dans le midi de la France, dit C. Pagès, on emploie depuis un temps immémorial les semences du Cynara cardunculus et plus rarement du Cynara scolymus dans la fabrication du fromage. A cet effet, on cultive dans les jardins potagers le Cynara cardunculus, qu'on appelle habituellement chardonnette, ou l'on se procure, chez les épiciers, les semences du cardon d'Espagne, l'une des variétés principales de l'artichaut cardon.

« Quoique la présure végétale soit peu à peu remplacée par la présure animale, surtout dans les localités où la fabrication du fromage acquiert l'importance d'une véritable industrie, elle est encore très employée par les ménagères dans diverses régions méridionales.

« Voici comment on procède dans son emploi : Le lait étant légèrement chauffé, on y plonge les fleurs ou les semences de la chardonnette enveloppées dans un linge et solidement ficelées, à la façon de ces poupées dont on se sert encore pour tromper la faim des enfants à la mamelle. Dix minutes ou un quart d'heure plus tard, on presse les semences de manière à favoriser la dissolution des principes qu'elles contiennent ; puis on enlève habituellement la poupée : la caséification du lait se produit plus ou moins vite, suivant les conditions diverses relatives à la composition du lait et surtout à la température. » (C. PAGÈS, *Recherches sur la pexine*. Paris, 1888.)

Le caséum obtenu par l'action de la présure végétale sur le lait présente le même aspect, la même structure, les mêmes propriétés chimiques que le caséum produit par la présure animale. Les ferments sont détruits de la même façon par la température, par les alcalis, etc. ; ils acquièrent une activité plus grande en présence des acides, des sels alcalino-terreux, etc. En un mot, ils agissent exactement de la même façon. C'est donc le même ferment qu'on trouve dans la caillette de veau et dans la fleur de l'artichaut.

Les microbes eux-mêmes sécrètent de la présure d'après M. Duclaux : « Tel est le cas pour le Tyrothrix tenuis. Après l'avoir cultivé dans du lait, j'ai obtenu une récolte de 30 milligrammes du microbe, pesés à l'état sec, dans un volume de liquide de 15 centimètres cubes. Ce liquide coagulait en onze minutes 30 fois son volume de lait, 30 milligrammes de cellules vivantes avaient secrété assez de présure pour coaguler 1 800 litres de lait, soit environ 60 000 fois leur poids... Ce nombre est du même ordre que celui que nous avons trouvé pour la muqueuse, et on a le droit de mettre au même niveau les cellules agrégées en tissu qui composent cette membrane et les cellules isolées et autonomes qui constituent les ferments. » (DUCLAUX, *Mémoire sur le lait. Ann. de l'Inst. nat. agronom.*, IV, p. 60.)

3. — PHÉNOMÈNES INTIMES DE LA CASÉIFICATION

Les phénomèmes chimiques intimes de la caséification de la caséine ont été étudiés par Hammarsten sur les solutions artificielles de caséine. Ces solutions peuvent être préparées de deux manières différentes.

On ajoute à un volume de lait deux volumes d'une solution saturée de sel de cuisine non purifié (contenant surtout, comme impuretés, des combinaisons calciques); on maintient ce mélange à 36-38° et on ajoute du sel en poudre jusqu'à saturation. On obtient ainsi un précipité floconneux contenant la caséine et la graisse; on le jette sur le filtre pour le laver avec la solution saturée de chlorure de sodium impur. On le redissout ensuite dans l'eau; on l'agite vigoureusement pour le débarrasser autant que possible de la graisse, et on filtre sur un linge fin. En répétant cette manœuvre plusieurs fois, on obtient une solution suffisamment pure de caséine. (HAMMARSTEN, *Ueber die Milchgerinnung und die dabei wirkenden Fermente der Magenschleimhaut. Maly's Jahresb. f. Th. Ch.*, II, p. 118.)

On peut procéder différemment. A un volume de lait étendu de neuf volumes d'eau on ajoute de l'acide acétique étendu jusqu'à formation d'un précipité floconneux. Ce précipité, lavé, broyé avec de l'eau, est dissous dans une quantité aussi faible que possible d'une solution de carbonate de soude, et rapidement filtré sur un filtre double pour retirer la matière grasse. On répète cette série d'opérations trois fois, ce qui permet d'obtenir une caséine ne contenant pas de graisse. On la dissout alors dans l'eau de chaux, et, après filtration, on la neutralise par l'acide phosphorique; on sait, nous l'avons précédemment rappelé, que cette neutralisation n'entraîne pas la précipitation de la caséine. (HAMMARSTEN, *Ueber den chemischen Verlauf bei der Gerinnung des Caseins mit Lab. Maly's Jahresb. f. Th. Ch.*, IV, p. 135.)

Quel que soit le mode de préparation, on obtient un liquide opalescent ou laiteux qui, porté à une température de 30 à 40°, peut être caséifié par le labferment. Il donne lieu à la formation d'un précipité qu'on doit considérer comme un caséum.

Hammarsten a, en effet, comparé les propriétés de ce caséum avec celles du caséum obtenu en faisant agir le labferment sur le lait lui-même. Le caséum des solutions artificielles était préparé comme nous venons de le rappeler; le caséum du lait était débarrassé de son lactosérum par pressions, lavages et broyages sous l'eau; il était dé-

barrassé de la graisse entraînée par épuisement
prolongé par l'alcool et par l'éther. Ces deux caséums sont identiques quant à leurs propriétés
physiques et à leur constitution chimique. Ils sont
solubles dans les alcalis étendus, dans les terres
alcalines, dans les carbonates et les phosphates
alcalins; ils sont insolubles dans les carbonates et
phosphates alcalino-terreux, ce qui les distingue
de la caséine; leurs solutions dans les terres alcalines sont précipitées par neutralisation par l'acide
phosphorique.

Les quantités de cendres des caséums sont les
mêmes quelle que soit leur origine. Hammarsten
a trouvé, comme moyenne de plusieurs déterminations, que le caséum obtenu en caséifiant le lait
contenait :

$$4,4 \text{ p. } 100 \text{ de chaux (CaO)}$$
$$\text{et } 3,6 \quad - \quad \text{d'acide phosphorique } (P^2O^5)$$

et que le caséum obtenu en caséifiant les solutions
artificielles de caséine contenait :

$$4,25 \text{ p. } 100 \text{ de chaux.}$$
$$\text{et } 3,5 \quad - \quad \text{d'acide phosphorique.}$$

On peut donc admettre que les phénomènes de
caséification du lait et des solutions artificielles
sont essentiellement identiques, et que les observations faites sur ces denières seront applicables
au lait lui-même.

Lorsqu'on caséifie une solution artificielle de caséine obtenue par l'un des deux procédés préce-
demment décrits, on obtient un caséum et un lactosérum. Dans les recherches d'Hammarsten ce

lactosérum renfermait deux substances albuminoïdes : l'une était du caséum resté en solution et précipitable par le chlorure de calcium ; l'autre était une substance différant de la caséine et du caséum, plus soluble que la caséine et le caséum, ne préexistant pas dans les solutions de caséine employée, provenant par conséquent de l'action du labferment sur la caséine.

On sait que l'acide nitrique donne avec les solutions même extrêmement diluées de caséine et de caséum un louche très net (réaction de Heller), et que le ferrocyanure de potassium en présence d'acide acétique précipite si complètement ces substances de leurs solutions que le tannin ne permet plus de produire un précipité ou un trouble quelconque.

Essayons la réaction de Heller sur le lactosérum provenant de la caséification de nos solutions artificielles de caséine (dans le phosphate de chaux), nous obtenons un très léger louche correspondant au caséum resté en solution. Commençons au contraire par concentrer le lactosérum en présence d'acide acétique pour précipiter ce caséum dissous, nous obtiendrons une liqueur ne donnant plus la réaction de Heller, et ne précipitant plus, même ne louchissant plus sous l'influence du ferrocyanure de potassium en présence d'acide acétique. Mais cette liqueur précipite encore très abondamment par le tannin en présence d'acide acétique. Elle contient donc une substance de nouvelle formation (ne préexistant pas dans la solution de caséine, car cette dernière peut être totalement précipitée par le ferrocyanure de potassium en présence d'acide acétique) différente du caséum.

Hammarsten a préparé cette substance en grande quantité en précipitant le lactosérum, débarrassé de caséum, par l'alcool, redissolvant le précipité dans l'eau, le reprécipitant par l'alcool, etc. Cette substance a les propriétés suivantes : elle est soluble dans l'eau ; ses solutions ne sont précipitées ni par l'acide acétique, ni par l'acide nitrique, ni par les acides minéraux, ni par le sulfate de cuivre, ni par le sublimé, ni par le perchlorure de fer, ni par l'acétate de plomb ni par le ferrocyanure de potassium acétique : elles sont précipitées par l'alcool et par le tannin acétique. Ces propriétés rapprochent cette substance des protéoses.

Ainsi donc dans la caséification des solutions phosphocalciques de caséine prennent naissance deux substances : l'une plus abondante, le caséum : l'autre moins abondante, voisine des protéoses, la Molkeneiweiss des Allemands ; nous l'appellerons la lactosérumprotéose. La caséification est donc essentiellement un phénomène de dédoublement. (HAMMARSTEN, *Ueber den chemischen Verlauf bei der Gerinnung des Caseins mit Lab. Maly's Jahresb. f. Th. Ch.*, IV, p. 135.)

Les deux substances qui proviennent de ce dédoublement n'ont pas la même composition élémentaire. Le caséum a sensiblement la même composition que la caséine, c'est-à-dire :

$$C = 53,0 \text{ p. } 100.$$
$$H = 7,1 \quad —$$
$$Az = 15,7 \quad — \qquad \text{(Hammarsten.)}$$

La lactosérumprotéose contient, d'après les analyses de Koster :

$$C \quad - \quad 50,3 \text{ p. } 100.$$
$$H \quad - \quad 7,0 \quad -$$
$$Az \quad - \quad 13,2 \quad -$$

Il est évident, à raison de la pauvreté de ce corps en azote, que le caséum doit être plus riche en azote que la caséine ; mais comme le caséum représente la plus grande partie des produits de la caséification, il en résulte que la différence de composition entre la caséine et le caséum est peu marquée.

Si, au lieu de faire agir le labferment sur des solutions de caséine dans le phosphate de chaux, ou sur des solutions contenant comme impuretés des sels de chaux, on le fait agir sur des solutions alcalines ou phosphoalcalines de caséine, on ne détermine pas la formation d'un caséum. La présence de sels de chaux dans les solutions de caséine est une condition nécessaire de la formation de caséum : c'est pour cette raison que, dans la préparation de la caséine par le sel gemme, il faut employer un sel gemme impur, un sel gemme souillé de sels de chaux ; c'est pour cette raison que, dans la préparation de la caséine par les acides, il faut la redissoudre dans l'eau de chaux et neutraliser par l'acide phosphorique. Ainsi s'explique aussi cette remarque de Berzélius que la caséine précipitée par les acides et redissoute par addition de carbonate de chaux peut être coagulée par la présure.

En présence de ces faits une question se pose : Comment interviennent les sels de chaux dans ce phénomène de caséification? Agissent-ils en provoquant ou en activant l'action du ferment, comme agissent les acides dans la fermentation peptique ou les alcalis dans la fermentation tryptique ? Agissent-ils au contraire chimiquement en prenant part à quelque combinaison ou à quelque décomposition ?

L'étude de l'action du labferment sur les solutions de caséine dans le phosphate de soude résoud ces questions.

Hammarsten prépare une solution de caséine en précipitant le lait dilué par l'acide acétique, redissolvant le précipité par le carbonate de soude, répétant cette manœuvre plusieurs fois, et finalement neutralisant la solution par l'acide phosphorique. En faisant agir le labferment sur cette solution maintenue à 30-40°, il ne se forme pas de caséum. Mais la caséine n'en est pas moins modifiée. Avant l'action du labferment, la solution phosphosodique de caséine pouvait recevoir une assez forte proportion de chlorure de calcium sans précipiter; après l'action du labferment, des traces de chlorure de calcium y déterminent une précipitation. Hammarsten a donné de ce fait une démonstration plus frappante, une démonstration rigoureuse, parce qu'elle est comparative. De la caséine pure, ne donnant pas de cendres par combustion, est dissoute dans une solution étendue de phosphate disodique. On en fait deux parts, A et B ; l'une, A, est additionnée d'une quantité q d'une solution de labferment. On maintient A et B à 40° pendant une demi-heure ; puis on fait bouillir A pour détruire le ferment ; on fait bouillir B pour le rendre comparable à A, et on lui ajoute une quantité q de la solution de labferment préalablement bouillie. On laisse refroidir. En ajoutant à B un certain volume d'une solution étendue de chlorure de calcium, on n'obtient pas de précipité ; en ajoutant à A le même volume de la même solution, on obtient un abondant précipité de caséum.

Le labferment avait donc transformé la caséine en l'absence de sels de chaux ; mais ce n'est qu'après addition de phosphate terreux que le caséum peut se former. (*Hammarsten Hermann's Handbuch der Physiologie. Maly*, **V**, p. 49.)

La caséine transformée par le labferment dans les solutions phosphosodiques est considérée par Hugo Köster comme du caséum pur, le caséum précipité étant pour cet auteur un caséum impur souillé par le phosphate de chaux entraîné mécaniquement. Arthus et Pagès considèrent, au contraire, cette caséine transformée comme une substance intermédiaire entre la caséine et le caséum ; ils l'ont nommée *caséogène*. Köster à étudié les propriétés de cette substance. Il la prépare en précipitant par l'acide acétique étendu une solution phosphosodique de caséine tranformée par le labferment. Cette substance caséogène est soluble dans les alcalis, les terres alcalines, les phosphates alcalins, insoluble dans les carbonates et les phosphates alcalino-terreux. Elle est soluble, très soluble, dans les acides et les alcalis étendus, beaucoup plus facilement soluble que le caséum ordinaire. (HUGO KÖSTER, *Einige Beiträge zur Kenntniss des Caseins und seiner Gerinnung mit Labferment. Maly's Jahresb. f. Th. Ch.*, 1881, p. 14.) Arthus a étudié les solutions salines de cette substance : elle se dissout en effet comme la caséine et le caséum dans le llurorure de sodium, l'oxalate neutre d'ammoniaque, l'oxalate neutre de potasse, etc. Ces solutions salines présentent les mêmes propriétés générales que les solutions correspondantes de caséine et de caséum. (ARTHUS, *Recherches sur quelques substances albuminoïdes*. Paris, 1893.)

Lundberg, reprenant les expériences d'Hammarsten sur les solutions de caséine, a montré que la baryte, la strontiane et la magnésie combinées à l'acide phosphorique peuvent remplacer le phosphate de chaux dans la production du caséum. Une solution de caséine dans la baryte, la strontiane ou la magnésie, après avoir été neutralisée par l'acide phosphorique, donne sous l'influence du labferment un dépôt de caséum. Une solution phosphosodique de caséine transformée par le labferment est précipitée par de faibles quantités d'un sel soluble de baryum, de strontium et de magnésium.

Le caséum barytique ressemble absolument au caséum normal ou calcique ; le caséum de strontium est plus poreux, plus soluble que le caséum ordinaire ; le caséum magnésien est encore plus poreux et plus soluble.

On peut substituer à l'acide phosphorique pour neutraliser la solution alcalino-terreuse de caséine un autre acide, par exemple l'acide acétique, l'acide nitrique, l'acide sulfurique, l'acide chlorhydrique. Mais il est bien évident que l'acide oxalique ne saurait être employé pour neutraliser les solutions de caséine dans l'eau de chaux, et que l'acide sulfurique ne saurait être employé pour neutraliser les solutions de caséine dans l'eau de baryte. (LUNDBERG, analysé par Panum dans *Jahresb. der. Anat. und Physiol.*, 1887, p. 224.)

Arthus et Pagès ont repris ces études de la caséification de la caséine en opérant non plus sur les solutions artificielles de cette substance, mais sur le lait lui-même.

« Toutes ces recherches relatives à l'action chimique du labferment sur la caséine, disent-ils, ont été faites avec des solutions de caséine, c'est-à-dire avec des liqueurs différant essentiellement du lait ; mais il n'est nullement démontré que cette substance telle que nous la connaissons, telle qu'elle a été étudiée par Hammarsten, ne soit pas le résultat de la destruction d'un composé plus complexe existant normalement dans le lait.

« Du reste, la caséine existât-elle dans le lait, qu'en raison des autres substances qui l'accompagnent, ses réactions chimiques, l'action du labferment notamment, pourraient bien différer lorsqu'elle est en solution artificielle ou dans le lait.

« Il fallait donc étudier l'action du labferment sur le lait lui-même. » (ARTHUS et PAGÈS, *Recherches sur la digestion gastrique du lait. Mémoires de la Société de biologie.*, 1890, p. 138.)

Lorsqu'on ajoute du labferment à du lait maintenu à 40°, le caséum ne se montre pas immédiatement : il s'écoule toujours un certain temps, variable suivant la nature du lait, la quantité de labferment, etc., entre le moment où l'on a ajouté le ferment et celui où commence à se déposer le caséum. Pendant ce temps, le lait conserve sa liquidité et son apparence ordinaires, et pourtant rien n'est plus facile que de démontrer qu'il a été considérablement modifié.

Supposons qu'avec une quantité donnée de labferment un certain volume de lait, porté à 40°, dépose son caséum au bout de vingt minutes. Prenons de cinq minutes en cinq minutes une petite portion de ce lait et portons-la à l'ébullition. Cinq minutes après l'addition de labferment, le lait peut être bouilli sans précipiter. Au bout de dix minutes au contraire, il se forme à 100° un léger dépôt peu abondant, floconneux ; la liqueur reste opaque, laiteuse. Au bout de quinze minutes la chaleur produit une précipitation abondante : déjà à 80° commence à se former un dépôt qui augmente considérablement avec la température pour donner à 100° une masse compacte baignant dans un liquide jaunâtre transparent.

Cette expérience démontre déjà que le labferment ne doit pas être considéré comme un ferment coagulant, mais surtout comme un ferment modificateur de la caséine du lait.

Les recherches d'Arthus et Pagès ont surtout porté sur l'action exercée par le labferment sur le lait décalcifié.

« Hammarsten, disent-ils, a montré que le labferment transforme la caséine sans la précipiter,

lorsqu'il n'y a pas de sels de calcium dans le liquide.
Nous nous sommes proposé de faire sur le lait la
même démonstration. Il fallait décalcifier le lait.
Nous avons pensé qu'il suffisait de précipiter les sels
de calcium à l'état de composés insolubles sans qu'il
fût besoin de débarrasser le lait du précipité calcique. L'expérience a donné raison à nos prévisions.
Pour précipiter le calcium à l'état de composés insolubles, nous avons employé les oxalates, les fluorures et les savons alcalins. »

Le lait décalcifié, c'est-à-dire le lait additionné de
1 à 2 p. 100 d'oxalate neutre de potasse, de fluorure
de sodium, porté à 40°, ne donne pas de coagulum
sous l'influence du labferment. Cette action remarquable des décalcifiants ne doit pas être considérée
comme la conséquence d'une action de ces sels sur
le labferment ou sur quelque élément du lait autre
que les sels de chaux. Les oxalates neutres, les
fluorures ne détruisent nullement le labferment ;
le lait oxalaté ou fluoré redevient caséifiable par le
labferment dès que l'excès de ces sels a été précipité
par un léger excès de sel de chaux. Les décalcifiants empêchent bien véritablement la formation
du caséum et ne bornent pas leur action à en retarder l'apparition ; car un lait décalcifié n'a jamais
produit de caséum, quelque longue qu'ait été l'observation, quelque favorables qu'aient été les conditions dans lesquelles le labferment a pu agir.

Si l'on rend à ce lait décalcifié un excès de sels
calciques et si l'on fait agir sur ce lait le labferment, on obtient un caséum dont la forme, les solubilités, les propriétés chimiques sont rigoureu-

sement les mêmes que celles du caséum normal.

Ces expériences montrent donc que la production de caséum dans le lait sous l'influence du labferment exige, comme condition nécessaire, la présence de sels calciques dissous dans ce lait, comme la formation de caséum dans les solutions artificielles de caséine exigeait la présence de sels calciques dissous dans la solution.

On peut poursuivre la comparaison de la caséification du lait et des solutions artificielles de caséine.

Si le lait décalcifié traité par le lab ne donne pas de coagulum, il n'en subit pas moins une transformation : il devient précipitable par la chaleur, il devient précipitable par des quantités de sels de calcium qui auraient été insuffisantes pour le précipiter avant l'action du labferment.

On prépare les deux mélanges suivants :

<pre>
    a. Lait. 100cc
       Oxalade neutre de potasse, 1 p. 100.   8
       Labferment. . . . .   q

    b. Lait 100cc
       Oxalate neutre de potasse, 1 p. 100. .   8
       Eau . . . .   q
</pre>

On met à 40° pendant quarante-cinq minutes. On fait bouillir alors le mélange *a*, après avoir ajouté 2 cc. d'eau. Ce mélange, qui n'est pas acide, précipite de gros grumeaux à l'ébullition. On sépare ces grumeaux par le filtre ; au filtrat on ajoute un petit excès de chlorure de calcium ; on maintient à 40° pendant une heure : pas de précipitation. On ajoute au filtrat encore 2 cc. de labferment : pas de précipitation après une heure d'action.

D'où cette conclusion : La caséine a été transformée par le labferment en une substance précipitable dans le lait oxalaté à la température d'ébullition.

Cette transformation est due au labferment, car le liquide *b* n'est pas précipité à l'ébullition (après addition de 2 cc. de labferment bouilli); il n'est pas précipité par un petit excès de chlorure de calcium, mais il précipite lorsqu'on a fait agir sur lui le labferment.

On peut encore constater autrement la transformation du mélange *a* par le labferment. Ajoutons à ce mélange 8 cc. d'une solution de chlorure de calcium, dont 1 cc. est équivalent à 1 cc. de la solution d'oxalate neutre de potasse à 1 p. 100 : il se produit une précipitation instantanée et abondante. Traitons de même le mélange *b* : il ne se produit pas de précipitation.

En résumé, le labferment transforme le lait décalcifié : il le rend précipitable par la chaleur; il le rend précipitable par de petites quantités de composés calciques. Le labferment n'est pas essentiellement un ferment coagulant ou précipitant du lait; il est un ferment modificateur du lait.

La substance qui est précipitée par l'ébullition du lait oxalaté transformé par le labferment est la substance caséogène : c'est elle qui est précipitée dans ce lait par l'addition de sels calciques. Ses propriétés sont celles décrites par Hugo Köster pour celui des produits de dédoublement de la caséine des solutions phosphosodiques qui est précipitable par l'acide acétique. Cette substance est précipitée dans le lait oxalaté par la chaleur; elle n'est pas coagulée, car, séparée du liquide dans lequel elle a pris naissance, elle peut être dissoute dans certains sels neutres, et notamment dans le fluorure de sodium, l'oxalate neutre de potasse, l'oxalate neutre d'ammoniaque, etc. Cette substance n'est pas le seul produit dérivé de la caséine sous l'action du labferment; on retrouve dans le liquide séparé par filtration de ce précipité grumuleux la lactosérumprotéose. Si en effet dans ce liquide on ajoute du tannin acétique, on détermine une très abondante précipitation correspondant à cette substance. On peut de ce liquide retirer cette substance et l'obtenir purifiée par une série de précipitations par l'alcool et de redissolutions par l'eau.

Le lait oxalaté ou fluoré, en général le lait décalcifié, comme les solutions phosphosodiques de caséine, est donc dédoublé en deux substances : une substance caséogène et une substance protéosique, la lactosérumprotéose.

Le labferment, ferment dédoublant, n'intervient nullement dans la formation proprement dite du caséum. Lorsque le dédoublement de la caséine est achevé, le rôle du labferment est terminé; le caséum qui se forme résulte de l'action des sels de calcium sur le caséogène. Cette précipitation du caséum se produit lorsqu'on ajoute au lait oxalaté, transformé par le labferment un excès de sel de calcium par exemple. Cette précipitation est absolument indépendante du labferment, car elle se produit aussi bien à la température de 10°, où le labferment n'agit pas, qu'à la température de 40°.

Elle est instantanée comme la précipitation du sulfate de baryte, du chlorure d'argent, etc.

Au lieu de précipiter le lait oxalaté transformé par le labferment au moyen d'un sel de calcium, on peut employer un sel de strontium, un sel de baryum, un sel de magnésium. On obtient un précipité d'un caséum. Ainsi se trouvent vérifiées sur le lait lui-même les recherches de Lundberg sur les solutions de caséine.

Les précipités obtenus par l'action des sels alcalino-terreux sur le lait oxalaté transformé par le labferment, doivent-ils être considérés comme des substances différentes ou comme un seul et même corps? En d'autres termes, le précipité se forme-t-il parce qu'il est insoluble dans les liqueurs tenant en solution des sels alcalino-terreux, ou bien ce précipité résulte-t-il de la combinaison du caséogène avec le sel alcalino-terreux? Les cendres du caséum doivent-elles être considérées comme des impuretés entraînées, ou bien sont-elles produites par des matières minérales entrant dans la constitution de la molécule de caséum?

Arthus et Pagès admettent que le calcium fait partie de la molécule de caséum, parce que la quantité de matières minérales trouvées par Hammarsten dans le caséum est très sensiblement constante :

4,25 à 4,75 p. 100 de chaux.
et 3,45 à 3,60 p. 100 d'acide phosphorique.

Dès lors il y aurait quatre caséums correspondant respectivement à chacun des métaux alcalino-terreux.

Dans le phénomène de caséification du lait par le labferment, il faut donc, d'après Arthus et Pagès, distinguer deux phénomènes consécutifs : un dédoublement de la caséine sous l'influence du labferment en deux substances, l'une très abondante, le caséogène, l'autre peu abondante, la lactosérum-protéose, — et une précipitation consécutive à la combinaison du caséogène avec les sels calciques dissous dans le lait. (ARTHUS et PAGÈS, *Recherches sur la digestion gastrique du lait. Mém. Soc. biologie*, 1890).

Quoi qu'il en soit, nous voyons que ces études faites au moyen du lait décalcifié ont conduit aux mêmes résultats que les recherches faites par Hammarsten et par Lundberg sur les solutions artificielles de caséine. Elles permettent de bien définir ce qui dans le phénomène de caséification du lait revient au labferment et ce qui revient aux sels de chaux. Hammarsten, généralisant, avait étendu au lait les résultats de ses recherches sur la caséification de la caséine préparée pure ; le travail d'Arthus et Pagès donne à cette généralisation l'appui d'une démonstration expérimentale.

CHAPITRE III

PHÉNOMÈNES CONSÉCUTIFS
A LA CASÉIFICATION

Le caséum, au moment où il se produit dans le lait, occupe la totalité du liquide, qui se trouve transformé en une masse d'apparence homogène, solide, tremblotante, à cassure vitreuse. Mais peu à peu ce caséum se rétracte et expulse un liquide clair, le petit lait de caséification ou lactosérum. Cette rétraction, à peu près nulle aux températures basses, voisines de 0°, devient nette à la température ordinaire; elle est plus rapide, plus grande, vers 40°. Exigeant pour se terminer plusieurs heures à 15°, elle se fait beaucoup plus rapidement vers 50°. Le caséum rétracté se présente avec les mêmes apparences, les mêmes propriétés physiques et chimiques que le caséum de formation récente : il est seulement un peu plus résistant à la pression du doigt.

Les sels du lait et surtout les sels alcalino-terreux
jouent un rôle considérable dans ce phénomène de
rétraction. La rétraction est d'autant plus grande,
toutes autres choses égales d'ailleurs que la quantité de sels dissous dans le lait est plus considérable.
Nous verrons ultérieurement le lait bouilli se rétracter beaucoup moins que le lait cru : c'est que
l'ébullition, en chassant le gaz carbonique du lait,
précipite, à l'état de phosphate insoluble, une partie du phosphate de chaux dissous grâce à la présence de ce gaz carbonique. De même le lait soumis à la dialyse et partiellement débarrassé de ses
sels solubles donne un caséum qui se rétracte fort
peu.

Ajoutons au lait un sel alcalino-terreux soluble,
du chlorure de calcium par exemple, et caséi-
fions ce lait ; le caséum se rétracte rapidement : le
lactosérum apparaît déjà après quelques minutes ;
la réaction du caséum est plus grande que celle du
caséum produit dans le même lait non additionné
de chlorure de calcium.

La rétraction est d'autant plus grande que la
quantité de sels calciques dissous est plus considérable : il y a une relation très nette entre la quantité de sels alcalino-terreux ajoutés et le degré de
rétraction du caséum. Si, au lieu d'ajouter un sel
calcique, on ajoute un oxalate alcalin, de façon à
précipiter une partie seulement des sels de chaux,
et si on caséifie ce lait partiellement décalcifié, la
rétraction du caséum est lente et peu marquée.
C'est qu'en effet les sels alcalins ne jouissent pas,
au moins au même degré que les sels alcalino-

terreux, de la propriété d'augmenter la rétraction du caséum.

La rétraction du caséum est en rapport avec la proportion de sel calcique contenu dans le liquide emprisonné dans les mailles de ce caséum. Par conséquent, on peut préjuger que le lait dilué par l'eau distillée donnera un caséum peu rétractile. C'est en effet ce qui se produit. Si on prend un même volume d'un même lait, et si on caséifie le premier échantillon sans l'additionner de quoi que ce soit, et le second après l'avoir dilué de plusieurs volumes d'eau, le caséum produit par le second sera, après rétraction, infiniment plus volumineux que le caséum du premier, bien que la quantité de caséum soit la même dans les deux cas.

D'une façon générale, on peut dire qu'un lait qui contient une certaine proportion de sels de calcium donnera un caséum qui subira une rétraction déterminée, après laquelle il ne se rétractera plus. Cela est vrai théoriquement; mais, en réalité, après avoir subi une première rétraction le caséum en subit une seconde plus considérable, et peut-être plus importante, car elle correspond à une modification chimique de ce caséum.

On sait que le lait abandonné à lui-même à la température des laboratoires ou mieux à une température voisine de 40° subit des modifications remarquables. Sa réaction, neutre au moment de la traite, devient de plus en plus acide; le sucre de lait diminue, pendant qu'apparaît et qu'augmente l'acide lactique; enfin, lorsque la proportion de cet acide a atteint une certaine valeur, la caséine commence à se précipiter. On dit vulgairement que le lait tourne, qu'il caille, etc. Ces modifications qui s'accomplissent dans le lait sont la conséquence du développement et de l'activité vitale d'un microorganisme découvert et décrit par Pasteur, le ferment lactique.

Lorsque le lait a été caséifié par le labferment, les ferments lactiques se développent en donnant lieu à la production du même acide lactique : le lactosérum, neutre au moment de son expulsion du caséum, s'acidifie peu à peu ; mais il reste clair et transparent, car il ne renferme pas en solution de substances précipitables par l'acide lactique. La production d'acide lactique dans un lait caséifié ne se traduit donc pas par une précipitation nouvelle, mais par une rétraction nouvelle et par une modification du caséum.

Lorsque la production d'acide lactique dans un lait caséifié, abandonné à 40° par exemple, commence à devenir grande, le caséum se rétracte très énergiquement.

Après quelques heures, il n'occupe plus que la dixième, souvent même la vingtième partie du liquide, tandis que le caséum rétracté en milieu neutre n'exsude qu'une faible fraction de son volume de lactosérum.

Ce caséum rétracté en milieu acide est modifié physiquement et chimiquement. La structure est changée : il n'est plus friable, à cassure vitreuse comme le caséum frais ; il est dur, élastique, difficile à rompre. Ses propriétés physiques sont modifiées : le caséum frais, non rétracté en milieu lactique, est assez peu soluble dans les solutions de sulfate d'ammoniaque, de chlorhydrate d'ammoniaque ; il est insoluble dans le chlorure de sodium à 1 p. 100 ; le caséum rétracté en milieu lactique est au contraire très soluble dans ces sels, même dans le chlorure de sodium à 1 p. 100. Enfin sa composition chimique est altérée : Hammarsten a montré que la teneur en cendres du caséum conservé vingt-quatre heures en milieu lactique diminue considérablement ; le caséum frais dégraissé, desséché à 115°, contient environ 4,5 p. 100 de chaux et 3,5 p. 100 d'acide phosphorique ; le caséum rétracté en liqueur lactique ne renferme plus après vingt-quatre heures que 1,5 p. 100 de chaux et 2,30 p. 100 d'acide phosphorique. (HAMMARSTEN, *Ueber den chemischen Verlauf bei der Gerinnung des Caseins mit Lab. Maly's Jahresb. f. Thch.*, 1874, p. 135.)

On obtiendrait le même résultat si l'on faisait agir sur le caséum un autre acide dilué, par exemple l'acide acétique ou l'acide chlorhydrique à 1 p. 1 000 ou à 5 p. 1 000 par exemple. (ARTHUS, *Recherches sur quelques substances albuminoïdes*. Paris, 1893.)

Dans la fabrication industrielle des fromages, le caséum subit des modifications importantes sous l'influence de microorganismes. Ces phénomènes ont été fort bien décrits par M. Duclaux. (DUCLAUX, *Chimie biologique. Principes généraux de la fabrication des fromages*, p. 683.) Il suffira de rappeler ici que, sous l'influence de fermentations multiples ayant pour siège la masse caséifiée, le sucre de lait est détruit, transformé en acide lactique et en

acide butyrique ; le caséum est, au moins, partiellement altéré : il donne des peptones, des matières
extractives, etc., dont la présence caractérise la
maturation des fromages.

L'étude détaillée des procédés employés industriellement pour caséifier le lait, pour assurer la
maturation du fromage, etc., nous entraînerait trop
loin de notre sujet, aussi nous bornons-nous à signaler simplement ces phénomènes.

CHAPITRE IV

CAS PARTICULIERS DE LA CASÉIFICATION

1. — COLOSTRUM

On appelle colostrum le lait sécrété avant la mise bas, ou dans les premiers instants qui suivent cette mise bas. Il est ordinairement jaunâtre, plus dense que le lait ordinaire, plus visqueux. Il est caractérisé par la nature de ses globules et par sa précipitabilité à la température d'ébullition.

Le colostrum tient en suspension deux sortes d'éléments : les globules du lait, les uns libres, les autres agglomérés entre eux par une matière visqueuse ; et des corpuscules d'une nature particulière nommés globules du colostrum. Ces corpuscules, d'un volume de 1 à 5 centièmes de millimètre, sont jaunâtres, plus ou moins régulièrement sphériques et muriformes.

Porté à l'ébullition le colostrum précipite ou comme on dit généralement coagule. Il doit cette propriété à sa richesse en substances albuminoïdes coagulables. Le lait naturel renferme en effet beaucoup de caséine et peu d'albumine et de globuline ; il se comporte surtout comme une solution de caséine. Le colostrum typique renferme encore de la caséine, mais renferme beaucoup d'albumine et de globuline : il se comporte en partie comme une solution de ces dernières substances.

Cet état colostral du lait est de peu de durée ; après la mise bas, souvent le lendemain même le lait n'est plus coagulable par la chaleur. Si l'on fait une série de prises de lait entre la mise bas et le moment où le colostrum ne coagule plus à 100°, on constate que ce liquide présente des caractères variables suivant le moment de la prise. Aussitôt après la mise bas, il coagule à l'ébullition comme du blanc d'œuf sans donner de liquide ; quelques heures après, il fournit un abondant coagulum baignant dans un liquide transparent, légèrement jaunâtre ; plus tard il coagule encore, mais le coagulum est de moins en moins abondant, le liquide dans lequel il s'est formé reste de plus en plus trouble et laiteux, jusqu'à ce que le colostrum soit devenu du lait véritable.

Cette coagulabilité totale du colostrum, qu'on peut traire au moment de la mise bas, avait conduit certains auteurs à penser que ce liquide ne contenait pas de caséine et renfermait seulement de l'albumine ou de la globuline. Il n'en est rien : le colostrum contient toujours de la caséine, de l'albumine et de la globuline. On peut facilement le démontrer.

Une chèvre jeune, ayant mis bas depuis deux

heures, fournit un colostrum typique, coagulant en un véritable mortier sous l'influence de la chaleur. Ce coagulum est broyé dans l'eau, lavé à plusieurs reprises avec l'eau distillée, et mis à bouillir dans une solution de fluorure de sodium à 2 p. 100. Une notable partie du coagulum se dissout, donnant une liqueur qui a toutes les propriétés des solutions fluorées de caséine. La partie non dissoute est bouillie de nouveau dans le fluorure de sodium jusqu'à épuisement total. Il reste un résidu très abondant absolument insoluble dans ce sel : ce résidu correspond à la lactalbumine et à la lactoglobuline du colostrum.

Les mêmes essais répétés avec un colostrum de vache trait vingt heures après la mise bas donnent les mêmes résultats.

Les colostrums contiennent donc de la caséine et des substances albuminoïdes coagulables par la chaleur. Une partie de la caséine, et, dans les colostrums très jeunes, la totalité de la caséine sont entraînés dans le coagulum produit par l'ébullition.

En appliquant au colostrum les procédés précédemment indiqués pour séparer dans le lait la caséine, la lactalbumine et la lactoglobuline, on parvient sans difficulté à mettre en évidence l'existence de ces trois substances albuminoïdes.

On avait donné comme preuve de l'absence de caséine dans le colostrum sa non-caséificabilité par le labferment.

Du colostrum de chèvre recueilli aussitôt après la mise bas, coagulant par la chaleur en un véritable mortier, ne donne pas trace de caséum sous l'influence du labferment, même si l'on en emploie une très grande quantité. Douze heures après la mise bas, le colostrum coagule encore en masse par la chaleur; le labferment donne une petite quantité d'un caséum mou, semi-fluide. Vingt-quatre heures après la mise bas, le colostrum, coagulable assez abondamment encore par la chaleur, donne par le labferment un caséum bien net, mais le lactosérum est encore un peu trouble. Le colostrum, recueilli au bout de quarante-huit heures, n'est plus coagulable par la chaleur, c'est du lait normalement caséifiable.

Ces faits, vérifiés plusieurs fois, conduiraient à penser, abstraction faite des observations et déterminations précédemment rapportées, que le colostrum jeune ne contient pas de caséine, et que cette substance y apparaît peu à peu à mesure que disparaissent l'albumine et la globuline. Il n'en est rien. Si au colostrum jeune, non caséifiable par le labferment, on ajoute une solution d'un sel de chaux; si, par exemple à 20 cc. de colostrum on ajoute 1 cc. de chlorure de calcium à 1 p. 100, on peut caséifier ce mélange par le labferment en quelques minutes à 40°. Ce n'est donc pas à l'absence de caséine qu'est due la non-caséification du colostrum par le labferment, c'est à l'état de ses sels de chaux. Ceux-ci sont-ils dans le colostrum combinés d'une manière spéciale à la caséine ? Nous l'ignorons ; nous pouvons seulement affirmer que leur état ne permet pas la caséification ou que leur quantité est pour ce liquide absolument insuffisante.

Le colostrum peut donc subir la caséification

sous l'influence du labferment; nous verrons ultérieurement qu'il se forme dans l'estomac du jeune mammifère un caséum même pendant la période colostrale. Mais la rétraction de ce caséum ne se fait que très imparfaitement. La faible rétraction du caséum colostral peut être expliquée par deux raisons : les très gros et très nombreux globules du colostrum opposent une résistance mécanique à la rétraction ; — l'état des sels de chaux du colostrum est probablement peu favorable à cette rétraction. La transformation du caséum colostral en caséum partiellement décalcifié, dur, élastique, sous l'influence des acides se produit lentement dans le colostrum caséifié, abandonné à l'étuve, parce que le colostrum ne subit que très lentement la fermentation lactique.

2. — LAIT BOUILLI

L'étude des conditions de la caséification du lait bouilli présente un grand intérêt, tant au point de vue de la connaissance de la constitution du lait, des transformations qu'il subit par l'ébullition, que des applications à l'alimentation lactée.

On sait de longue date que l'ébullition retarde la coagulation du lait de vache.

Pour ne citer que quelques chiffres, un même lait traité par une même quantité de labferment à la même température a coagulé dans les temps suivants :

Lait cru, 8 min. — Le même, bouilli, 20 min.
— 3 min. 3/4 — — 8 —
— 5 min. — — 8 —

Tout conduit à penser que le lait bouilli coagule moins vite que le même lait non bouilli, parce qu'il renferme moins de sels de calcium en solution.

Le lait, au sortir de la mamelle, ne contient vraisemblablement pas beaucoup d'éléments en suspension; la plus grande partie, peut-être la totalité du phosphate de chaux y est dissoute, grâce au gaz carbonique contenu dans le lait. Mais à l'air une partie du phosphate se dépose ou passe en suspension dans le lait.

Si on fait bouillir le lait, le dégagement de gaz carbonique s'accélère et se complète. Il ne reste en solution que le phosphate de chaux qui peut se dissoudre, c'est-à-dire peu de chose; l'excès de phosphate se dépose et vient former une couche abondante au fond des vases dans lesquels on conserve le lait bouilli.

On comprend dès lors que ce lait bouilli, renfermant en dissolution une quantité moindre de sels de calcium doive coaguler moins vite.

Ce qui démontre la justesse de cette manière de voir, c'est qu'il est possible de rendre au lait bouilli sa coagulabilité primitive en lui rendant ce qu'il a perdu, c'est-à-dire du gaz carbonique.

A cet effet, on fait passer dans du lait bouilli, refroidi, un courant prolongé de gaz carbonique, puis un courant prolongé d'air pour enlever l'excès de gaz carbonique. On constate dans ces conditions qu'une quantité convenable de labferment coagule:

Un lait cru en	5 minutes..	
Le même bouilli en.	12	—
Le même bouilli, carboniqué, aéré en	8	—

On peut procéder autrement; on peut faire bouillir le lait en vase clos; on empêche ainsi la perte de gaz carbonique. Le lait bouilli en vase clos coagule, toutes choses égales, plus rapidement que le même lait bouilli à l'air libre :

<pre>
Lait cru coagule en. . . . .   3 minutes.
Lait bouilli à l'air 15   —
Lait bouilli en vase clos. 10   —
</pre>

autre exemple :

<pre>
Lait cru coagule en . . . .   3 minutes.
Lait bouilli à l'air   9   —
Lait bouilli en vase clos   5   —
</pre>

troisième exemple :

<pre>
Lait cru coagule en. . . . .   5 minutes.
Lait bouilli à l'air.   17   —
Lait bouilli en vase clos. 14   —
</pre>

Ces faits montrent bien que la perte de gaz carbonique par le lait pendant l'ébullition est une des causes, mais seulement une des causes du retard de caséification de ce lait.

Quelles sont les autres causes de ce retard? Il n'est pas possible de le dire avec certitude; toutes les hypothèses qu'on a pu faire à ce sujet n'ont reçu aucune confirmation expérimentale. Il est donc absolument inutile de les exposer et de les examiner. Ce ne sont que des hypothèses gratuites.

Quoi qu'il en soit, on peut rendre au lait bouilli sa coagulabilité première, soit en lui restituant des sels solubles de calcium, soit en le chargeant de gaz carbonique.

Pour restituer les sels de calcium, on peut ajou-

ter du chlorure de calcium ou du phosphocarbo-
nate de calcium. On peut d'ailleurs remplacer les
sels de calcium par d'autres sels alcalino-terreux
quelconques.

Quant au gaz carbonique, il suffit de faire passer
dans le lait bouilli un courant de ce gaz ou d'exposer pendant quelque temps le lait dans une atmosphère riche en gaz carbonique. Voici quelques
nombres qui montrent l'action considérable du gaz
carbonique sur le lait bouilli :

Lait naturel coagule en. . . . . 8 minutes.
Lait bouilli. 20   —
Lait bouilli saturé de gaz carbonique   1   —

autre exemple :

Lait naturel coagule en . . . . 6 min. 1/2.
Lait cru saturé de gaz carbonique . . 1 minute.
Lait bouilli 16   —
Lait bouilli saturé de gaz carbonique. 1 min. 1/2.

Ces laits bouillis carboniqués perdent peu à peu
leur coagulabilité s'ils sont exposés à l'air, ou placés
dans le vide : ils la perdent immédiatement s'ils
sont bouillis de nouveau.

3. — LAIT DE CHÈVRE

Le caséum du lait de chèvre présente la même
apparence que celui du lait de vache ; il est seulement un peu plus nacré, et expulse rapidement un
lactosérum clair et abondant. La fermentation lactique se développe dans ce lait presque aussi rapidement que dans le lait de vache, et fait subir au

caséum les mêmes modifications de structure et de constitution.

Le lait de chèvre saturé de gaz carbonique n'est pas caséifié beaucoup plus vite que le même lait naturel, contrairement à ce qui se produit pour le lait de vache. Toutefois le caséum du lait carboniqué est plus poreux que le caséum naturel et expulse plus lentement son sérum.

Les sels de chaux n'accélèrent pas non plus notablement la caséification du lait de chèvre, mais ils modifient notablement la forme du caséum. Le lactosérum produit dans ces conditions est absolument limpide, le caséum fortement rétracté. Les phosphocarbonates alcalino-terreux n'accélèrent pas non plus beaucoup la caséification.

L'ébullition et la dilution qui retardent considérablement la caséification du lait de vache n'exercent aucune influence sur le lait de chèvre.

En général, il est bien plus difficile de modifier la rapidité de caséification du lait de chèvre que celle du lait de vache.

Ces propriétés particulières du lait de chèvre paraissent tenir à sa richesse en composés calciques, et à la nature de ces composés qui seraient plus stables que ceux qui se trouvent dans le lait de vache.

On peut rappeler à ce sujet que le lait blanc, brillant, fortement calcique et très propre à la fabrication du fromage de certaines races de vaches dites pour cela fromagères (hollandaises, suisses, etc.), lait qui se rapproche beaucoup de celui de chèvre, est caséifié comme ce dernier beaucoup plus vite que celui des vaches beurrières (bretonnes, normandes, etc.), qui est plus gras et moins calcique.

4. — LAITS DE JUMENT, D'ANESSE, DE CHIENNE

Le lait de jument dònne par le labferment un caséum peu abondant, léger, poreux, flottant dans un liquide louche.

Le lait d'ânesse donne un coagulum grumeleux, peu abondant, se formant lentement.

Le lait de chienne est caséifiable par le labferment, mais le caséum obtenu ne présente pas le même aspect que le caséum du lait des herbivores. Au lieu d'être compact, homogène, à cassure irrégulière, il est floconneux, grumeleux, ressemblant plutôt à de la caséine précipitée qu'à un caséum véritable. Il ne se rétracte pas sensiblement et donne à peine une petite quantité de lactosérum. Les phénomènes intimes de la caséification de ce lait sont les mêmes que ceux que nous avons précédemment décrits : le lactosérum renferme une lactosérumprotéose et le caséum a les propriétés du caséum de lait de vache. A quoi faut-il attribuer la forme de ce caséum ? à la nature de la caséine du lait de chienne ? à la nature du liquide dans lequel elle est dissoute ? Il n'est pas possible actuellement de répondre à ces questions ; il faut se borner à enregistrer purement et simplement le fait lui-même.

5. — LAIT DE FEMME

La composition chimique du lait de femme diffère surtout de celle du lait de vache par sa proportion moindre de substances albuminoïdes. Sans pouvoir donner d'analyses exactes de chacun des deux laits, dont la composition varie beaucoup suivant l'alimentation, on peut cependant transcrire les nombres suivants qui sont des moyennes.

D'après König la composition du lait de vache oscillerait autour des nombres suivants :

Eau.	874 p. 1000.
Matières solides.	126 —
Matières albuminoïdes.	34 —
Matières grasses.	37 —
Sucre de lait	48 —
Sels.	7 —

Le lait de femme aurait une composition très variable d'après les analyses de nombreux auteurs.

Eau	867 à 892 p. 1000.
Matières solides	108 à 133 —
Matières albuminoïdes.	18 à 25 —
Matières grasses.	32 à 43 —
Sucre de lait.	56 à 62 —
Sels	2 à 3 —

Le lait de femme renfermerait d'après les auteurs plus d'albumine et moins de caséine que le lait de vache. En outre sa caséine serait différente de celle du lait de vache. Elle serait notamment moins facile à précipiter que cette dernière par les acides et par les sels; enfin, elle ne serait pas caséifiable par le labferment.

Les différences de précipitabilité des deux caséines peuvent être expliquées par une différence dans la constitution saline des deux laits : on sait notamment que pour des modifications très faibles dans la salure d'un même lait, les quantités d'acide nécessaires póur en précipiter la caséine sont extrêmement variables. D'autre part, il n'est pas exact de dire que le lait de femme n'est pas caséifiable par le labferment. Il donne parfaitement un caséum, mais ce caséum est peu abondant parce que le lait est pauvre en caséine; il est très léger, très floconneux, comme le caséum produit dans le lait d'ânesse; enfin le lactosérum reste trouble, laiteux, comme cela se produit avec beaucoup d'autres laits, en général avec tous les laits qui donnent peu de caséum.

On peut donc admettre que les phénomènes de la caséification du lait de femme ne diffèrent pas de ceux du lait de vache qui a servi de type à notre étude. Toutefois la forme et la faible rétractilité du caséum rapprochent ce lait du lait d'ânesse et le séparent du lait de vache et du lait de chèvre.

Les phénomènes intimes de la caséification sont les mêmes pour tous les laits. Les différences ne portent que sur l'état physique du caséum.

CHAPITRE V

CASÉIFICATION GASTRIQUE

La muqueuse gastrique et le suc gastrique des jeunes mammifères contiennent toujours du lab-ferment; le suc gastrique des mammifères adultes contient toujours du labferment lorsqu'il est acide; on conçoit donc que le lait introduit dans l'estomac y pourra être caséifié s'il ne subit pas auparavant quelque modification d'une autre nature.

En fait, l'acidité du contenu gastrique est trop faible pour précipiter la caséine du lait; la pepsine est trop peu active sur la caséine pour la peptoniser rapidement. La caséification se produit toujours chez le jeune et aussi chez l'adulte.

Un chien adulte, à jeun depuis vingt-quatre heures, absorbe 300 cc. de lait de vache; il est sacrifié au bout d'une demi-heure. Son estomac renferme à ce moment un gros bloc assez mou, flottant dans un liquide jaunâtre. Ce liquide, c'est du lactosérum : on y retrouve la lactalbumine, la lactoglobuline, la lactosérumprotéose. Le caillot est du caséum, dont il reproduit exactement la structure physique et les propriétés chimiques.

L'expérience, répétée sur d'autres chiens, sur des chats, jeunes ou adultes donne constamment le même résultat.

On peut pousser plus loin encore la comparaison entre les phénomènes de caséification *in-vitro* et ces mêmes phénomènes dans l'estomac.

On prend trois jeunes chiens de trois jours et on fait avaler à chacun d'eux 20 cc. de lait de vache. Le premier est sacrifié après quinze minutes : dans son estomac on trouve du lait sans caséum : ce lait porté à l'ébullitiou donne un léger coagulum (comme le lait soumis à l'action du labferment avant le dépôt du caséum). Le second est sacrifié, après trente minutes : il n'y a pas encore de caséum, mais le contenu gastrique donne un énorme coagulum vers 80°-100°. Le troisième, sacrifié après quarante-cinq minutes, a l'estomac rempli par un bloc de caséum.

En étudiant la caséification *in-vitro*, nous avons précédemment indiqué les différences que présentent les caséums des différents laits ; nous retrouvons les mêmes différences dans l'estomac. Le contenu gastrique d'un jeune chevreau, nourri de lait de chèvre, se compose de gros blocs de caséum nageant dans le liquide abondant. Le contenu gastrique de jeunes chiens et de jeunes chats nourris par leurs mères est grenu, épais, presque sec, comme le caséum obtenu *in-vitro* avec le lait de chienne.

Ces différences tiennent au lait employé et non pas à l'animal qui l'a absorbé. En donnant à de jeunes chiens du lait de vache ou de chèvre, on obtient un caséum compact, unique, accompagné de beaucoup de lactosérum. Avec du lait de chienne, il est grenu, mal lié, sans lactosérum. Avec du lait de jument ou d'ânesse, il est léger, floconneux, poreux, flottant dans un abondant liquide trouble.

C'est là un exemple de l'influence de la nature du lait sur la forme du caséum. Mais l'animal intervient aussi pour modifier cette structure physique grâce à sa salive.

Dans l'intervalle des repas, la sécrétion salivaire n'est pas suspendue, ainsi qu'on peut s'en assurer sans difficulté sur le chevreau. La salive produite est avalée et vient tapisser les parois de l'estomac; elle se charge du labferment sécrété. Lorsque le lait arrive dans l'estomac, il se trouve englobé par cette couche de salive épaisse et filante; le labferment ne lui est pas cédé instantanément. Sur toute la périphérie le lait se mélange peu à peu à la salive, et ce n'est qu'au centre qu'il reste pur. Aussi, quand on introduit du lait dans l'estomac d'un chien à jeun, trouve-t-on toutes les parois tapissées de fins grumeaux de caséum, rappelant le caséum qu'on peut obtenir *in-vitro* en faisant agir le labferment sur un mélange de lait et de salive. Au centre, on trouve un gros bloc de caséum affectant la forme générale de l'estomac.

Pour rendre ces faits plus frappants, on peut procéder de la façon suivante. On prend trois jeunes chats ayant environ trois semaines. Le premier reçoit un quart de milligramme de sulfate d'atropine, puis six heures plus tard une nouvelle injection semblable à la première. Le second reçoit une injection de deux milligrammes de chlorhydrate de pilocarpine. Le troisième sert de témoin. Une demi-heure après la dernière injection, on fait avaler à chaque chat 30 cc. de lait de chèvre et on attend trois quarts d'heure. Dans l'estomac du chat auquel on a injecté le sulfate d'atropine, il y a un bloc unique de caséum sans le moindre grumeau, isolé de la muqueuse. Dans l'estomac du chat auquel a été injecté le chlorhydrate de pilocarpine, il y a un gros bloc de caséum assez mou ; en outre, toute la paroi gastrique est recouverte de fins grumeaux de caséum, emprisonnés dans la couche de salive qui tapisse cette paroi. Dans l'estomac du chat témoin, les grumeaux de la paroi sont fort peu abondants.

Enfin, sur un chien ayant subi l'opération de l'œsophagotomie depuis six heures, n'avalant plus sa salive depuis ce temps, on a vu le lait donner un bloc de caséum unique sans trace de grumeaux isolés.

Les phénomènes de rétraction et de transformation du caséum qu'on peut observer *in-vitro* se reproduisent dans l'estomac.

L'estomac des jeunes chevreaux ne se vide pas dans l'intervalle de deux tétées. Qu'on sacrifie l'animal soit immédiatement, soit quelques heures, soit un jour après la tétée, on trouve toujours dans son estomac des blocs de caséum : ces blocs ont d'ailleurs une apparence et une consistance différentes suivant qu'ils proviennent de la dernière tétée ou d'une tétée précédente. On trouve en général des blocs de caséum blancs de la grosseur d'une noix, provenant de la dernière tétée; des blocs un peu moins gros, plus durs, élastiques, rappelant les caséums rétractés en milieu lactique, correspondant aux précédentes tétées.

Il est un dernier point qu'il faut signaler. Le colostrum, avons-nous dit précédemment, n'est pas caséifié en général par le labferment. Au contraire, ce même colostrum absorbé par le jeune animal est caséifié. Pourquoi cette différence ? Elle ne tient pas à une nature spéciale de la sécrétion chez le tout jeune animal, car la muqueuse gastrique d'un très jeune chevreau, capable de caséifier, sur le vivant, le colostrum, s'est montrée inactive sur le même colostrum dans une expérience *in-vitro*. On sait que le colostrum est caséifiable, *in-vitro*, après addition de sels calciques solubles. Il est vraisemblable que chez le jeune animal ces sels de chaux nécessaires à la caséification sont fournis par la sécrétion gastrique, soit par la sécrétion salivaire, probablement surtout par cette dernière qui est fort abondante.

CHAPITRE VI

PARALLÈLE DE LA COAGULATION DU SANG ET DE LA CASÉIFICATION DU LAIT

Lorsqu'on examine un sang coagulant spontanément, et un lait caséifié par le labferment, on ne peut pas n'être pas frappé de la ressemblance que présentent les deux phénomènes de coagulation du sang et de caséification du lait.

Le sang coagule en un bloc massif, en une gelée à cassure vitreuse, facile à rompre ; le lait donne un caséum présentant les mêmes propriétés physiques.

Les deux caillots se rétractent plus ou moins rapidement, plus ou moins énergiquement, suivant la nature du liquide dans lequel ils ont pris naissance : ils expulsent un sérum clair contenant des sels et des substances albuminoïdes. Les caillots sont dans les deux cas essentiellement constitués par une substance fondamentale, fibrine ou caséum, englobant dans les mailles de son réseau les éléments en suspension du sang et du lait, c'est-à-dire les globules du sang ou les globules du lait.

La coagulation du sang et la caséification du lait sont des phénomènes de fermentation chimique, obéissant aux lois qui régissent ces phénomènes; le fibrinferment et le labferment peuvent être obtenus par les procédés généraux de préparation des ferments.

La production de la fibrine et celle du caséum exigent l'intervention de deux substances : une substance albuminoïde et un sel de chaux soluble; sel de chaux soluble jouant le rôle de substance fibrinoplastique et de substance caséoplastique. Le sang et le lait décalcifiés ne donnent pas de fibrine et de caséum.

Le phénomène de fermentation qui s'accomplit dans le sang et dans le lait coagulant est un phénomène de dédoublement : le fibrinogène et la caséine